オールカラー

まるごと図解

認知症

キャラクター分類で
よくわかる

山口 博

照林社

はじめに

「認知症のババァのくせに、そんなことを言うの!?」

　これは、駅のホームで会話していた女性の1人が言った言葉です。おそらくは、認知症の患者さんの暴言に苦労させられている友人への同情の気持ちから出た言葉だと思うのですが、私はそれを聞いてドキッとしました。

　認知症の患者さんが、「私は認知症なんだから、他の人に嫌な思いをさせないように気をつけなくちゃ…」と考えて、そのとおりに生活することができたなら、その人は認知症ではありません。実際は、「認知症のくせに」そんなことを言ってしまうのではなく、「認知症だから」そんなことを言ってしまうのです（この理由は本書を読んでいただければ理解できると思います）。日本が超高齢社会に突入して10年。これだけ認知症に関する情報があふれる世の中になっても、まだまだ認知症に対する理解が進んでいないなぁと実感する出来事でした。

　では、私自身は認知症の患者さんやご家族に常に適切な治療やアドバイスができているのかと問われれば、自信をもって「YES」とは言い切れません。認知症の患者さんの症状や考え方は本当に個人差が大きく、良かれと思って工夫したことが裏目に出てしまうこともしばしばです。認知症の患者さんへの対応がナチュラルにじょうずな人は、医療従事者に限らず時々いらっしゃいますが、私を含めてそうでない人はどうしたらよいのか？　それはもう、認知症の患者さんの脳のはたらきを理解して、患者さんの立場になってその人が感じていることを推測して、対応を工夫していく以外に方法はないのです。

　本書では、PART 1で認知症のいろいろな症状がどのようにして出てくるのかを説明したうえで、PART 2で4大認知症をはじめとした認知症疾患を、見た目の特徴からいくつかのキャラクターに分類し、それぞれの特徴を解説しています。PART 3・4では診断法・薬物療法について具体的に紹介し、最後のPART 5で、実際に困った症状に対する対応法のヒントもまとめています。

　本書で紹介した知識や対処法は、数学で言えば「公式」のようなものです。このまま使ってうまくいくこともあれば、まったく通用しないこともあるでしょう。ただ、「公式」を知らなければ問題を解決することはより難しくなります。本書で紹介した「公式」が、認知症の臨床に携わるみなさんの役に立ち、認知症の患者さんやご家族、ひいては本書を読んでくださったみなさんが笑顔になれる時間が少しでも多くなることを願っています。

2020年6月

山口　博

CONTENTS

装丁：小口翔平＋岩永嘉穂（tobufune）　本文デザイン・DTP 制作：伊延あづさ（アスラン編集スタジオ）
カバー・本文イラスト：吉村堂（アスラン編集スタジオ）

本書の特徴と活用法

POINT 1 キャラクター分類で認知症を理解しよう

認知症が難しいと感じる理由の1つに、原因になる疾患の種類が多いことが挙げられます。本書ではさまざまなタイプの認知症を、見た目の特徴に基づいた「キャラクター分類」を用いて整理しています。ドラマや映画でもキャラが立っている登場人物は印象に残りやすいように、認知症も「アルツハイマー型認知症は〇〇な人」という感じで、キャラクターを頭に入れてしまうと、理解がグッと進みます。

POINT 2 まずは最初から最後まで読んでみよう

PART 1〜5のどこから読みはじめてもかまいませんが、できれば全体を通して読んでみてください。認知症診療の概要が見えてくると思います。本書の特徴の1つである「キャラクター分類」はPART 2で詳しく説明しています。まずは認知症の原因になる疾患について、ザックリと理解したいという人はPART 2から読み始めてもいいと思います。

POINT 3 病態と解剖生理は関連づけて学ぼう

認知症は脳の疾患であり、「脳の構造・機能」とつなげて学ぶと理解しやすいです。本書ではp. 9で脳の機能を紹介しています。また、PART 2の認知症の分類でも、脳のどの部分が障害されるとどのような症状が出やすいかという点を意識して解説しています。脳にどのようなはたらきがあって、認知症になるとどうなるのか、正常と異常をしっかり把握しましょう。

POINT 4 検査と薬の知識も身につけよう

認知症の早期発見には適切な診察と検査が不可欠です。PART 3で紹介した主な検査の内容や診察手順はおさえておきましょう。またPART 4では認知症診療で使用することが多い薬の特徴と使い方を簡潔に紹介しています。認知症の根本的な治療法はありませんが、薬によって進行を遅らせたり、認知症が原因で起こる症状を改善させることは可能です。体表的な薬の使い方も知っておきましょう。

POINT 5 疾患だけでなく、患者さんの全体をみよう

認知症の患者さんのほとんどは、その原因にかかわらず、いつも不安な気持ちを抱えています。本書では、PART 5で認知症の患者さんに接するときの基本的な姿勢について解説しています。困った症状への対処法も具体的な例を紹介していますので、日々のケアの参考にしてください。

1

認知症って何だろう

　2010年、日本の人口の約20％が65歳以上となり、超高齢社会を迎えることになりました。このころから、テレビや新聞をはじめ日常生活のなかで、「認知症」という言葉を聞く機会がとても多くなりました。

　みなさんは、認知症と聞くとどのようなイメージを思い浮かべますか？

「何でも忘れてしまって、すぐに怒ったり、迷子になったり、夜中に大声で騒いだりする」
「家族のこともわからなくなり、最後にはおむつをつけて寝たきりになる」
「一度なってしまったら、けっして治らない怖い病気である」

　といった感じでしょうか？　いずれにしても、自分や家族には降りかかってほしくない、恐ろしいイメージなのではないかと思います。

　でも、認知症という病気は本当にそんな恐ろしい病気なのでしょうか？

　まずは認知症を理解することからはじめましょう。

POINT
1 日本人 65 歳以上の約 15% が 認知症

現在、日本では 65 歳以上の高齢者全体の約 15%が認知症だといわれています。この割合は年齢が上がるほど高くなり、**85 ～ 89 歳では約 40%、90 歳以上では約 60%以上の人が認知症になります。**平均寿命が 80 歳を超えて久しい超高齢社会である日本では、認知症であることは珍しいことではないのです。

「認知症」という病名が使われるようになった歴史は意外に浅く、じつは 2004 年からです。それより前、私が学生だったころは「痴呆症」といわれていました。痴呆という言葉が差別的だということで、厚生労働省が新しい呼び名を公募して、認知症という病名が決められました。日本語としては意味のわかりにくい言葉なので、当初はかなり違和感がありましたが、最近はすっかり浸透しているようです。

ちなみに痴呆症の前には、「ボケ老人」といわれていました。みなさんも、「最近うちのおじいちゃんがボケてきちゃって…」などと近所の人が軽い感じで話しているのを聞いたことがあるかもしれませんね。ニュースでも「19XX 年にはボケ老人の人口が○万人を突破する見込みです」などと普通に言っていた時代です。認知症は特別な病気ではなく、じつは昔からある身近な病気なのです。

年代別認知症高齢者の割合

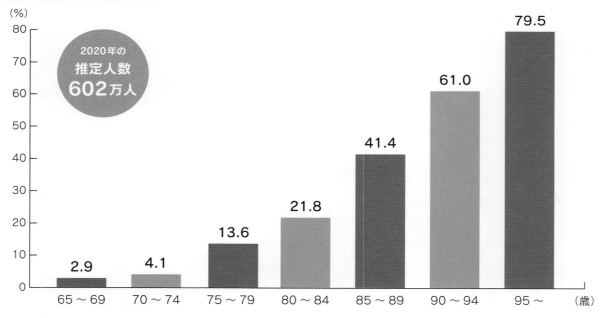

(%)

2020年の
推定人数
602万人

65～69	70～74	75～79	80～84	85～89	90～94	95～
2.9	4.1	13.6	21.8	41.4	61.0	79.5

(歳)

厚生労働省研究班推計（2013）

POINT 2 認知症＝認知機能が低下し、1人で生活することが困難な状態

認知症についての話を始めるにあたって、まず「認知症」とはどのような状態を指すのかをハッキリさせておきましょう。

認知症の診断基準として、最も新しいアメリカ精神医学会による DSM-5 の診断基準を紹介します。

DSM-5 による認知症の診断基準（2013年）

A 1つ以上の認知領域（複雑性注意、遂行機能、学習および記憶、言語、知覚-運動、社会的認知）において、以前の行為水準から有意な認知の低下があるという証拠が以下に基づいている

（1）本人、本人をよく知る情報提供者、または臨床家による、有意な認知機能の低下があったという概念、および

（2）標準化された神経心理学的検査によって、それがなければ他の定量化された臨床的評価によって記録された、実質的な認知行為の障害

B 毎日の活動において、認知欠損が自立を阻害する
（すなわち、最低限、請求書を支払う、内服薬を管理するなどの、複雑な手段的日常生活動作に援助を必要とする）

C その認知欠損は、せん妄の状況でのみ起こるものではない

D その認知欠損は、他の精神疾患によってうまく説明されない
（例：うつ病、統合失調症）

日本精神神経学会日本語版用語監修, 高橋三郎, 大野裕監訳：DSM-5 精神疾患の診断・統計マニュアル. 医学書院, 東京, 2014：594. より転載

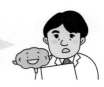

どうですか？　少し難しいでしょうか…。
認知症の診断基準を簡単にまとめると、下の図のようになります。

認知症の定義

注意力、判断力、実行力、記憶力、会話能力、知覚・運動能力
などの認知機能が以前と比べて低下している

日常生活に支障をきたしている

意識障害が原因ではない

うつ病や精神疾患が原因ではない

＝認知症

意識障害や精神疾患がないのに認知機能が低下してしまって
１人で生活することが難しい状態

認知機能が低下していても
１人で生活することができる状態　＝軽度認知機能障害
（MCI）

　ひと言で言えば、**うつ病や統合失調症などの精神疾患や意識障害がないのに、認知機能が低下して、１人で生活することが困難になった状態が**認知症です。この、「１人で生活することが困難になった」というところが重要です。物忘れがかなり進んでいても、普通にひとり暮らしができている人は認知症とはいわないのです。そういう人は最近では**軽度認知機能障害**（mild cognitive impairment：MCI）[→ p.55]と呼ばれています。昔の「ボケてきちゃった」おじいさんは、おそらく家族がフォローしていなければ生活できていないでしょうから、認知症ということになります。

加齢と認知症による物忘れは違う

認知症といえば、まず思い浮かぶ症状は「物忘れ」でしょう。実際に認知症の多くは「物忘れ」から始まります。なので、認知症の症状の話は「物忘れ」から始めたいと思います。

ここで、物忘れのある高齢者の例として、Aさんと Bさんに登場してもらいます。

みなさんは、AさんとBさん、どちらが認知症に近いと思いますか？　ちょっと考えてみてください。

Aさん　78歳　男性
定年退職後、妻と2人暮らし

趣味は読書で本をたくさん持っている。特に歴史ものが好き。先日世界史の本を書店で見て、面白そうだったので購入。50ページほど読んだところで、以前にも読んだことがあるような気がして書棚を見てみると、同じ本を発見。購入日は2年前で、線を引いたりコメントを書いたりと、ていねいに読んだ跡があった。

日常生活でも物忘れが増えてきている。1週間前に新しい保険証をなくしてしまい、再発行の手続きをした。手続きの仕方は電話で確認し、書類は問題なく準備できた。保険証は後日机の引き出しで発見。そういえば、受け取ったとき、前の保険証の期限が切れたときに交換しようと思ってしまっておいたことを後になって思い出した。もともと記憶力には自信があったのだが、最近少し心配になっている。

Bさん　80歳　女性
3年前に夫と死別し、ひとり暮らし

料理が好きで、息子夫婦が孫を連れて遊びに来るときなどに手料理をたくさん作ってもてなしていたが、最近は出前などをとることが多くなった。自分の食事もスーパーの弁当などで済ませることが多く、ときどき食事を抜いていることもあるようなので、理由を尋ねると、「お父さんも亡くなったし、料理を作るのがおっくうになって」と言う。

探し物をしていることも多い。先日息子夫婦が家を訪ねたときに、「孫の学費にと思って通帳を作ってお金を入れておいたんだけれど、その通帳が見当たらなくって…」と1年以上前に渡していた通帳を探していた。息子が「通帳はもう受け取ったよ」と話すと、「そうだったかしら？」とあまりピンときていない様子。

普段は近所に住んでいる長女がよく家を訪ねているが、息子夫婦には「あの子はいい子なんだけど、家のものを勝手に持っていってしまう」とこぼしている。

2人ともかなり「物忘れ」が進んでいるようですが、Aさんは**物忘れの自覚もあり、それに対する対応も自分でできているので、老化による物忘れと思われます。**認知症により近いのはBさんです。Bさんには認知症にみられる「物忘れ」の特徴がよく出ています。詳しくみていきましょう。

認知症の物忘れには以下のような特徴があるといわれています。

①老化による物忘れは体験したことの一部を忘れるのに対し、**認知症の場合は体験そのものを忘れてしまう**
②老化による物忘れでは忘れっぽくなったのを自覚するのに対して、**認知症では物忘れを自覚していないことが多い**

Bさんのケースをみてみると、1年以上前に息子夫婦に渡していた通帳を探しているところで、①の特徴が現れています。Aさんの場合も保険証をなくしていますが、後で思い出しています。

また「長女が家のものを勝手に持ち出してしまう」と話すところには①②の両方の特徴が出ています。「自分で何かをなくしてしまう→なくしたことを忘れてしまう→自分がなくしたとは思っていないので誰かが持って行ってしまったと考える」という流れで、**物盗られ妄想**［→ **p.19**］の一歩手前です。好きな料理をしなくなったのは、**遂行機能障害**［→ **p.13**］が出てきている可能性があり、料理をしない理由を取り繕っているようにもみられます。

これらはすべて認知症によくみられる特徴です。Bさんは長女のサポートもあり、何とかひとり暮らしができていますが、もう少し症状が進むとさまざまなトラブルが起きてしまいそうです。

みなさんは、正解できたでしょうか？

老化による物忘れと認知症による物忘れの特徴を、もう少し詳しく比較すると以下のようになります。

「加齢」と「認知症」の物忘れの違い

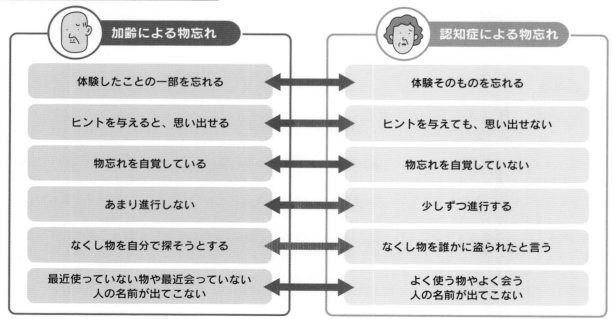

加齢による物忘れ	認知症による物忘れ
体験したことの一部を忘れる	体験そのものを忘れる
ヒントを与えると、思い出せる	ヒントを与えても、思い出せない
物忘れを自覚している	物忘れを自覚していない
あまり進行しない	少しずつ進行する
なくし物を自分で探そうとする	なくし物を誰かに盗られたと言う
最近使っていない物や最近会っていない人の名前が出てこない	よく使う物やよく会う人の名前が出てこない

あわせて知りたい！ うつ病と認知症

　認知症の本を読んでいると、必ずうつ病と認知症の違いの話が出てきます。うつ病でも物忘れは起こりますので、うつ病の患者さんを認知症と間違えないように気をつけましょうという話になっていることが多いのですが、これがなかなか簡単にはいかないのです。うつ病（うつ状態）と認知症の関係は、以下の3種類があります。

①認知症を伴わないうつ病　　　　　▶　認知症との鑑別が問題に

うつ

②認知症の初期にみられるうつ状態　　など　▶　今後認知症が出てくるかもしれない
　（レビー小体型認知症で時にみられる）

うつ	認知症

③認知症の症状としてのうつ状態　　　▶　今認知症があるかもしれない

うつ	認知症

　①だけであれば話は簡単です。老年期うつ病評価尺度（geriatric depression scale：GDS）のようなうつ病のスケールを用いて、うつ病（うつ状態）があると診断がつけば、抗うつ薬を投与するか、対応が難しければ精神科や心療内科に紹介すればよいわけです。

　ところが、②や③の場合は話が違ってきます。レビー小体型認知症の患者さんをうつ病と診断して抗うつ薬を投与すれば、薬剤過敏性のために興奮してしまったり、過鎮静になってしまうことがあります。また、アルツハイマー型認知症の患者さんの抑うつ状態には、抗うつ薬より抗認知症薬のほうがよく効いたりします。つまり、うつ状態があるというだけで＝うつ病とは決められないのです。

　では、どうすればよいか？　うつ病を除外してから認知症を診断するのではなく、常にうつ病も認知症も両方アリかもしれないと考えながら診療を進めていくしかないのです。具体的には、以下に挙げるような、うつ病にみられやすい特徴と、認知症にみられやすい特徴をリストアップして、どちらが優位か推測するという方法です。判断が難しいときには、記憶障害や失見当識に注目しましょう。誰がみても明らかな記憶障害や失見当識があるときは、認知症優位と考えて対応したほうが無難だと思います。

【うつ病と認知症の特徴】

	うつ病（うつ状態）	認知症
発症	週か月単位、何らかのきっかけがある	緩徐
物忘れの訴え方	自覚あり（強調することも多い）	自覚はないか、あっても軽度
思考内容	自責的、自罰的	他罰的
失見当	ないか、あっても軽度	みられることが多い
記憶障害	ないか、あっても軽度 最近の記憶と昔の記憶に差がない	明らかなことが多い 最近の記憶が主体

POINT

1 認知症の症状は認知機能障害（中核症状）と行動・心理症状（BPSD・周辺症状）に分けられる

認知症の症状は、大きく分けると、①認知機能の低下による**認知機能障害（中核症状）**と、②認知機能の低下以外の**行動・心理症状**（behavioral and psychological symptoms of dementia：BPSD、周辺症状）の2つに分けられます。

BPSDは、脳の機能低下によって出てくるものもありますが、基本的には認知機能障害に本人の心理状態や周囲の環境が加わって発症します。

代表的な認知機能障害とBPSDをまとめると、以下の図のようになります。

代表的な認知機能障害と行動・心理症状

認知機能が低下する

認知機能障害

● **記憶障害に関連する症状** → p.10
①記憶障害（物忘れ）
　最近のエピソード記憶➡古いエピソード記憶➡意味記憶➡手続き記憶の順に障害
②失見当識
　時間➡場所➡人の順に障害

● **身のまわりのことができなくなる症状** → p.13
①遂行機能障害
　●物事を順序立てて行うことができない（異常に段取りが悪くなる）
②理解力・判断力の低下
　●周囲の状況が理解できない➡適切な判断ができなくなる
　（感情のコントロールもできなくなる）
③失語
　●言葉の理解や会話が不自由になる
④失認
　●見たり聞いたりしたものがなんだかわからなくなる
　●自分の身体やまわりの空間を認識できなくなる
⑤失行
　●日常生活で何気なく行っている動作ができなくなる

これらの認知機能障害は、程度の差こそあれ、どのタイプの認知症にも共通してみられる症状で、おおむね①**記憶障害、失見当識**→②**遂行機能障害、理解力・判断力の低下**→③**失語、失認、失行**の順に現れます。

| 心理状態 |
| 不安・イライラ・自信喪失わかってもらえない　など |

| 環境 |
| 周囲との不和・周囲からの批判慣れない環境　など |

行動・心理症状（BPSD）

● **本人の活動性が上がる（興奮する）症状＝陽性症状** → p.17
①易怒・暴言・暴力・介護への抵抗　②不眠・昼夜逆転　③幻覚　④妄想　⑤徘徊
⑥せん妄　⑦不潔行為　⑧異食

● **本人の活動性が下がる（元気がなくなる）症状＝陰性症状** → p.22
①抑うつ　②意欲低下　③アパシー

図に示した認知機能障害とBPSDについて、p.10から詳しく説明していきます。

復習しよう！ 大脳皮質の機能

　大脳皮質の機能を知っていると認知症の認知機能障害が理解しやすくなります。大脳皮質の機能と認知症でみられやすい症状を、以下に簡単にまとめておきます。

❶前頭葉：身体の運動と判断・思考・計画・感情のコントロール・意欲など高度な精神機能

　➡障害されると、運動障害、遂行機能障害、注意障害、社会的行動障害、易怒、意欲低下などが出現

❷側頭葉：聴覚と記憶（左側では言葉の理解）

　➡障害されると聴覚障害、記憶障害、言葉の理解の障害（左側）などが出現

❸頭頂葉：視覚・聴覚・温痛覚・触覚・位置覚などの感覚の認識と統合および空間認識

　➡障害されると知覚障害、場所や時間の失見当識（→ p.12）、失認（→ p.15）、失行（→ p.16）などが出現

❹後頭葉：視覚

　➡障害されると視覚障害、幻視などが出現

　これらのことを理解しておくと、「○○さんは、はじめは物忘れだけだったのに、最近は道に迷うことが多くなってきたな。これは側頭葉から頭頂葉へ障害が進んでいるということだから、今後は失認や失行が出てきて ADL がグッと下がるかもしれないな…」などと、症状の進行が予想できるようになります。

【大脳皮質の機能】

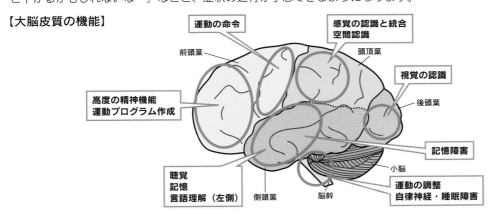

【認知症にみられやすい症状の責任病巣】

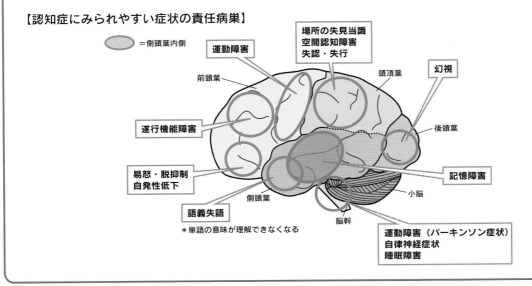

POINT

2 記憶障害に関連する症状

① 記憶障害（物忘れ） ▶新しいことを覚えられず、いろいろな物事を思い出せなくなる。

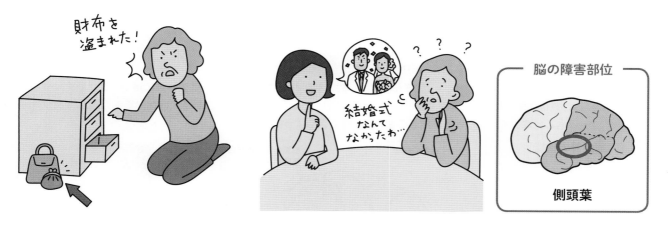

脳の障害部位

側頭葉

記憶には、厳密にいうといくつかの種類があります。

記憶の分類

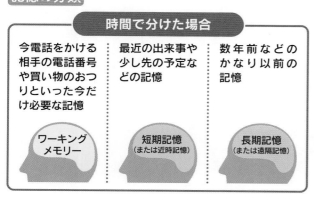

時間で分けた場合		
今電話をかける相手の電話番号や買い物のおつりといった今だけ必要な記憶	最近の出来事や少し先の予定などの記憶	数年前などのかなり以前の記憶
ワーキングメモリー	短期記憶（または近時記憶）	長期記憶（または遠隔記憶）

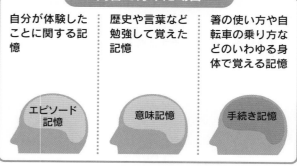

内容で分けた場合		
自分が体験したことに関する記憶	歴史や言葉など勉強して覚えた記憶	箸の使い方や自転車の乗り方などのいわゆる身体で覚える記憶
エピソード記憶	意味記憶	手続き記憶

　記憶障害は、主に記憶を司る側頭葉の障害でみられ、通常は**短期のエピソード記憶**の障害から始まります。老化による物忘れは、短期のエピソード記憶の一部が失われただけで済むのですが、認知症の物忘れでは、短期のエピソード記憶そのものが失われてしまいます。簡単にいうと「新しいことを覚えられず、ちょっと前の

ことを覚えていられなくなる」のです。

　その後、**長期のエピソード記憶→意味記憶→手続き記憶**といった順に障害が進みます。**ワーキングメモリー**は正常でもごく短時間しか覚えていない記憶なので、認知症の人でもかなり進行しないと差はみられません。

認知症の記憶障害については、コップに入った液体に例えるとわかりやすいと思います。コップが記憶の入れ物、中に入った液体が記憶です。

重い認知症では意味記憶も少し減っていますが、これは新しい記憶が蛇口からコップに入るときにコップの中がかきまぜられるため、下の記憶も少しあふれてしまうと考えてください。

記憶障害をコップに入った液体に例えると…

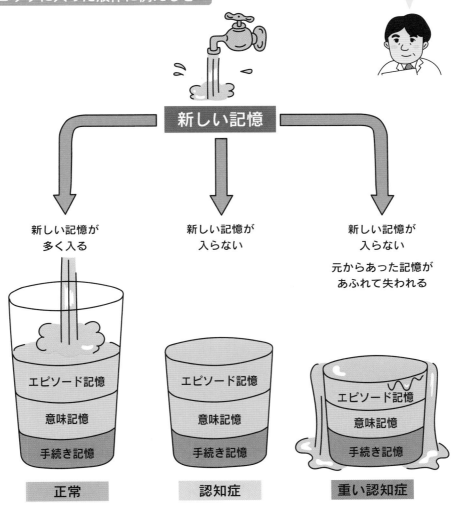

新しい記憶

新しい記憶が多く入る

新しい記憶が入らない

新しい記憶が入らない

元からあった記憶があふれて失われる

エピソード記憶
意味記憶
手続き記憶
正常

エピソード記憶
意味記憶
手続き記憶
認知症

エピソード記憶
意味記憶
手続き記憶
重い認知症

ここに注意！　感情の記憶

　感情の記憶は本能に基づくものであるためか、認知症の患者さんにも残ります。例えば何か失敗をして家族に怒られたりすると、事の経緯は忘れてしまっても「怒られていやだった」という感情は残るため、行動・心理症状の原因になることがあり、注意が必要です。

液体には一番重い**手続き記憶**、2番目に重い**意味記憶**、3番目に重い**エピソード記憶**の3種類があります。これらの記憶はランダムにコップの中に注がれていきますが、重さの順に3つの層になります。

認知症になると、このコップの高さがだんだん低くなってきます。するとどうなるでしょう？　まず、新しい記憶を入れようとしてもあふれてしまって入れられなくなります。また、コップの高さが徐々に低くなっていくので、元から入っていた記憶もコップからあふれてしまいます。

あふれていく順番はコップの上のほうからになるので、**短期のエピソード記憶→長期のエピソード記憶→意味記憶→手続き記憶**の順で記憶が失われ、最後にはほとんどの記憶がなくなってしまいます。先ほど説明した感情の記憶はかなり重く、意味記憶や手続き記憶と同じくらいまで残ると考えられます。

② 失見当識　▶日にちや時間、季節、自分のいる場所などがわからなくなる。

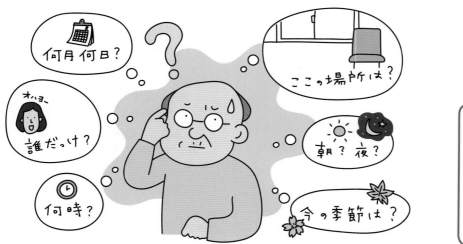

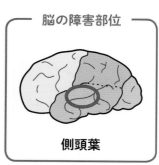

脳の障害部位

側頭葉

新しいことが覚えられないことに加え、最近のエピソードなどを忘れてしまうために起こります。認知症の行動・心理症状としてみられる徘徊は、「自分がどこにいるのかわからなくなり、家に帰ろうとして外に出て道に迷ってしまう」というパターンが多く、失見当識が原因になっていると考えられます。

失見当識は、通常は時間から始まって、場所、人の順に進んでいきます。

身のまわりのことができなくなる症状として、遂行機能障害、
理解力・判断力の低下、失語、失行、失認があります。

❶ 遂行機能障害 ▶物事を順序立てて行うことができなくなる（異常に段取りが悪くなる）。

　前頭葉は運動にも深く関与していますが、認知機能の中では、高度な精神機能を担当しています。

　私たちは日常生活で、人間関係に気をつかったり、むだなことをしないように段取りをしたり、今後起こりうることを想定したりして行動しています。「高度な精神機能」とは、つまりそういうことです。前頭葉機能の障害では、周囲の状況を正確に認識して適切に行動することが難しくなります。

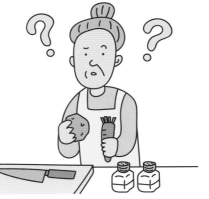

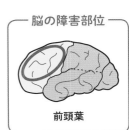

脳の障害部位

前頭葉

❷ 理解力・判断力の低下 ▶感情のコントロールができなくなったり、後先考えずに行動したり、思ったことをすぐ口にしてしまう。

　遂行機能障害と同じく前頭葉機能の障害で起こります。理解力・判断力が低下すると、TPOにあった適切な行動ができなくなります。また、複雑な作業も難しくなるので、車の運転などでもミスが多くなります。

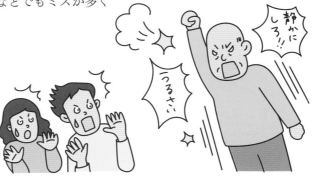

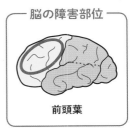

脳の障害部位

前頭葉

③ 失語 ▶「話す」「聞く」「読む」「書く」などの言葉によるコミュニケーションが難しくなる。

症状と障害部位によってブローカ失語、ウェルニッケ失語、失読、失書の4種類に分けられます。

ブローカ失語

言語の理解は保たれているが、言葉がスムースに出ない。

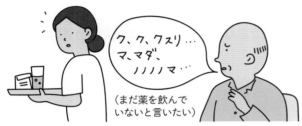

ク、ク、クスリ…
マ、マダ、
ノノノマ…

（まだ薬を飲んでいないと言いたい）

＿ 脳の障害部位 ＿
左前頭葉のブローカ野

ウェルニッケ失語

流暢に話すが、言葉の理解が障害されているため言い間違いが多く、コミュニケーションが困難になる。

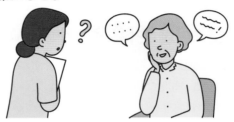

＿ 脳の障害部位 ＿
左側頭葉の
ウェルニッケ野

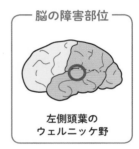

失読

字を読んで理解することができない。

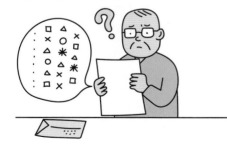

＿ 脳の障害部位 ＿
左側頭葉の角回

失書

字が書けない。

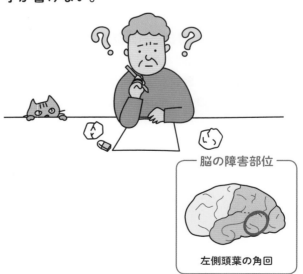

＿ 脳の障害部位 ＿
左側頭葉の角回

④ 失認

▶視覚・聴覚・触覚などの機能は正常にはたらいているが、見たもの・聞いたもの・触ったものが何だかわからない。

視覚失認

見たものがわからなくなる。

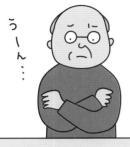

脳の障害部位

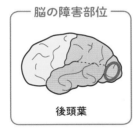

後頭葉

聴覚失認

聞いた音がわからなくなる。

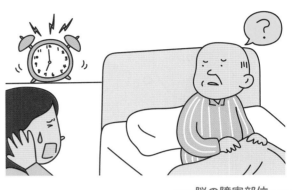

脳の障害部位

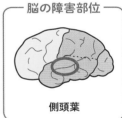

側頭葉

触覚失認

触ったものがわからなくなる。

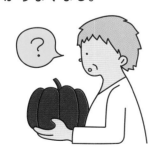

脳の障害部位

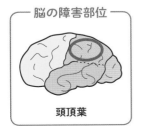

頭頂葉

半側空間無視

自分の左側のものが認識できなくなる。

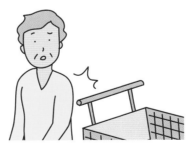

脳の障害部位

右頭頂葉

半側身体失認

自分の身体の一部を認識できなくなる。

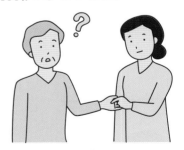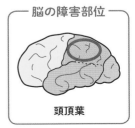

脳の障害部位

頭頂葉

⑤ 失行 ▶身体の麻痺や感覚障害がないのに、日常生活で何気なく行っている動作がうまくできなくなる。

観念運動性失行

簡単な日常動作（バイバイなどのゼスチュア、使い慣れた道具を使うなど）ができなくなる。

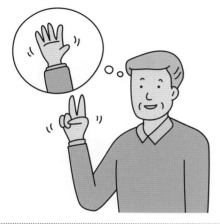

観念性失行

歯磨きなどの日常動作ができなくなる。

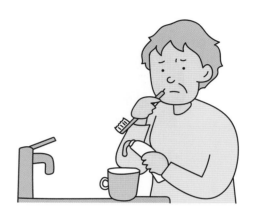

構成失行

簡単な図形を描いたり、模写などができなくなる。

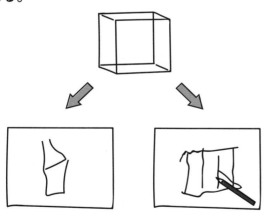

着衣失行

服が着られなくなる。

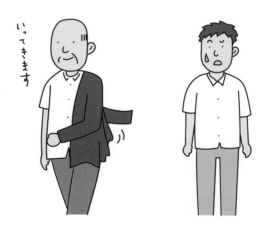

いずれも運動プログラムの作成の一部や空間認識を担当する頭頂葉の障害で起きることが多いといわれています。

失認や失行が進むと日常生活動作のほとんどが1人ではできなくなります。

脳の障害部位

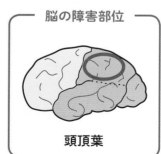

頭頂葉

4 本人の活動性が上がる（興奮する）行動・心理症状（BPSD）＝陽性症状

　認知症の行動・心理症状（BPSD）は、認知機能の低下をベースに、本人の心理状態、周囲の環境、人間関係などの要因が加わって出てくることが多いです。認知機能障害と異なり、**周囲の環境や人間関係を調整することで、ある程度の改善が期待できま**す。

　BPSD は①本人の活動性が上がる（興奮する）症状＝**陽性症状**と、②本人の活動性が下がる（元気がなくなる）症状＝**陰性症状**の 2 つに分けられます。

1 易怒・暴言・暴力・介護への抵抗

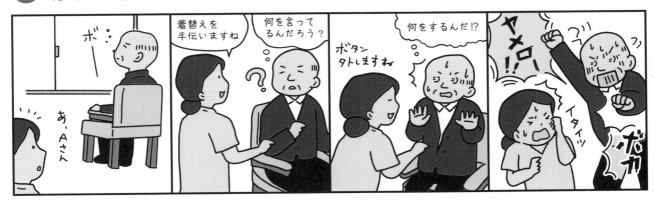

　もともとの性格もありますが、記憶障害と失見当識、理解力の低下が原因になっていることが多いです。**認知症の患者さんは、記憶障害と失見当識のため、自分が置かれた状況が理解できず、イライラしてしまいます（不安・焦燥）。また理解力・判断力が低下していると、そのイライラを抑えることができずに爆発してしまいます。**

　介護への抵抗は、自分が何をされるのかわからないため怖くなって暴れてしまうというパターンが多いようです。側頭葉と前頭葉の障害がある人は、記憶障害に加え、理解力・判断力の低下もみられるため、特に起こりやすい症状です。

　対応するほうは大変ですが、自分が認知症の患者さんの立場になって「わけもわからないうちに知らない場所に連れてこられて、他人からいろいろ理解できないことを言われたり、服を脱がされたり（入浴のためですが、理解していません）、自分の大事なものを盗られたりしたら…（本当は自分でなくしているのですが忘れています）」と考えてみると、怒りたくなる気持ちも少しわかるような気がしませんか？

　認知症への対応では、このように患者さんの症状を理解し、その立場になって考える癖をつけておかないとよい対応はできません。

❷ 不眠・昼夜逆転

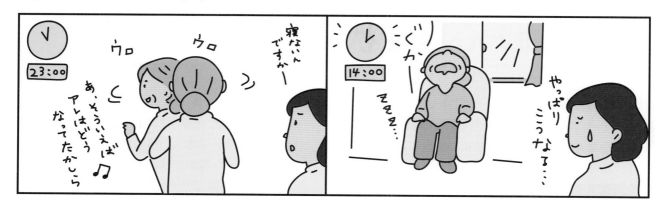

　認知症では体内時計の機能が衰えやすいために起こるといわれていますが、原因ははっきりしません。

　日中の運動量の低下や日中に太陽の光を十分に浴びないことも不眠や昼夜逆転の誘因になります。

❸ 幻覚

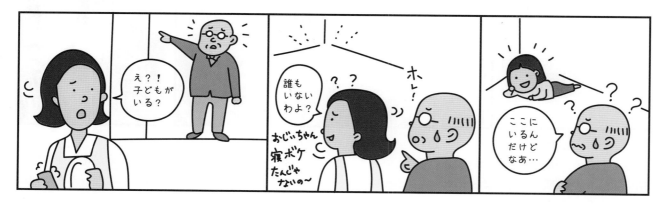

何もないところに人や動物、虫などが見える幻視と、壁の模様などが顔に見えたりする錯視が多く、幻聴は少ないようです。幻視や錯視は視覚を担当す

る後頭葉の障害がある疾患でよくみられます。本人には本当に見えているので、否定しても納得してくれない場合があります。

④ 妄想

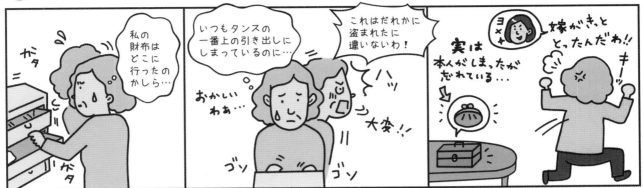

なくした記憶を自分の想像で補おうとするために出てくることが多いです。例えば、認知症の初期から中期に多くみられる物盗られ妄想は、先ほどのBさん［→ p.5］のケースのように、自分で大事なものをなくした（片づけた？）ことを忘れているため、「自分が知らないうちになくなった」＝「誰かに盗られた」と考えてしまうことが原因になっています。

妄想は自分で考えたものですが、記憶をなくした患者さんには他にすがるものがないので、周囲が否定してもなかなか収まりません。**対応が厄介な症状の１つですが、認知症が進行すると消えてしまうことがほとんどです。**

⑤ 徘徊

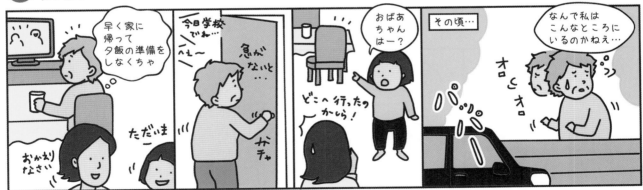

失見当識が原因になっています。自分のいる場所や状況が理解できず、もと居た場所（過去の自宅など）に戻ろうとして家を出ていくのですが、失見当識のため道にも迷ってしまうため、うろうろ歩き回って戻ってこられなくなるケースが多いです。

6 不潔行為

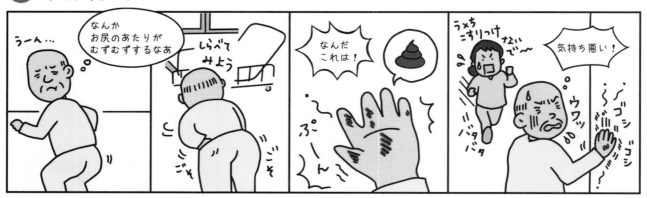

　認知症が進むと、おむつ外しや弄便（便こね）などの不潔行為がみられることがあります。**尿便失禁をベースに判断力・理解力の低下が加わって起きる**ものと考えられます。

　失禁をする患者さんは、自分の排尿や排便を自覚していない場合があります。そういう人はおむつをしている場合が多いのですが、おむつの中に排便をしてしまうと不快感があるので、おむつを外して確かめようとします。便こねは、そのときに手に便がついてしまうと、それを取ろうとしてまわりになすりつけてしまうというケースが多いようです。

　理解力の低下が重度な場合は、自分の便がなんだかわからなくていじくりまわしたり、口に入れたりするケースもあります。ちょっと実感しにくい感覚ですが、**認知症の後期にみられることがある症状の1つです。**

7 異食

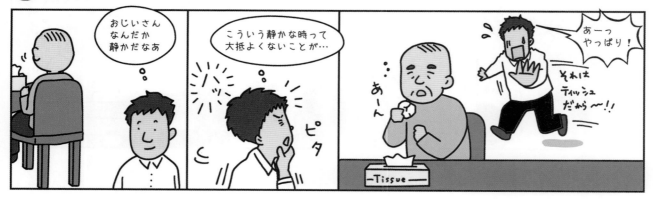

　不潔行為と同様に認知症が進んでからみられる症状で、まわりにあるものを口に入れてしまう症状です。やはり**理解力・判断力の低下**がベースになって起こってきます。脳が未発達の赤ちゃんは、なんでも口に入れようとしますが、それと同じです。

⑧ せん妄

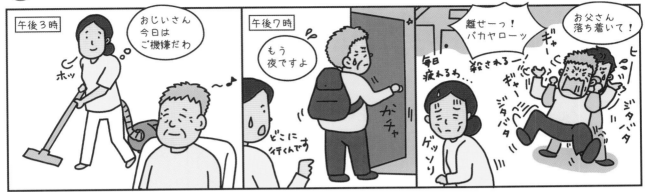

軽度の意識レベルの低下をベースにした興奮状態をせん妄といい、幻覚・妄想を伴うことも多いです。**脳が疲れてボーっとしてくる午後から夜にかけて起こることが多く、**夕方になるとそわそわして荷物をまとめて出ていこうとしたり、うろうろ歩き回ったりする**夕暮れ症候群**もせん妄の１つです。

例えば、酔っぱらうと前頭葉の機能が少し低下するため、理解力や判断力が低下し、さらに本能を司る大脳辺縁系の機能が抑えられなくなります。そのため、明るくなったり、逆に怒りっぽくなったりと抑制が効かなくなります。

せん妄によって興奮する理由もこれと同じです。認知症の患者さんの場合は、もともと脳の機能が全体的に低下していますので、ごく軽い意識レベルの低下でも容易にせん妄状態になってしまうのです。

特に、**発熱や脱水などの身体の不調があったり、入院治療などで急に生活環境が変わったり**すると、時には認知症ではない高齢者でも**せん妄状態に陥ることがありますので、入院時には特に注意を要する行動・心理症状です。**

 COLUMN **介護保険の介護度**

介護保険の介護度は、「訪問調査」の結果と「主治医の意見書」をもとに、介護認定審査会で診査・判定が行われて決定します。認知症の患者さんのなかには、病状が改善していないのに介護保険の更新時に介護度が下がってしまう人がいて、相談を受けることがあります。

私も介護認定審査会に参加しているのですが、判定は主に「訪問調査」の結果に基づいて行われています。「主治医の意見書」と「訪問調査」の報告書を比べると、後者のほうが圧倒的に情報量が多いのです。「訪問調査」の報告書でだいたい

の介護度が決まり、「主治医の意見書」でそれと大きく矛盾する部分がないかを確認するのが、審査会の流れです。ですから、訪問調査の際に、患者さんやご家族が張り切って一番いい状態を報告してしまうと、病状が改善していないのに介護度が落ちてしまうことがあるのです。特に取り繕いが多いアルツハイマー型認知症で、このパターンがよくみられます。こういったケースでは、「訪問調査が大切なので、再申請のときには訪問調査で困っている点を具体的に説明するようにしてください。」とアドバイスしています。

POINT 5 本人の活動性が下がる（元気がなくなる）行動・心理症状（BPSD）＝陰性症状

抑うつ、意欲低下、自発性の低下（アパシー）

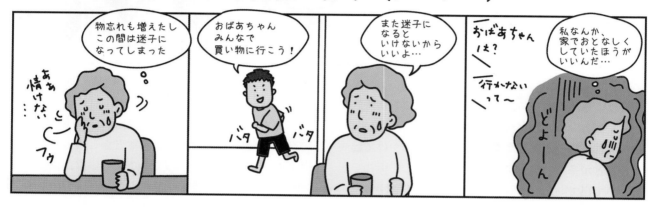

　前頭葉機能の低下で現れることもありますが、多くは自分の記憶があやふやになったり、これまでできていたことができなくなったりすることで、自信をなくしてふさぎ込んでしまうことが原因です。

　自分に自信がなくなると、新しく何かをやってみようという気力もなくなるので、何もしないでボーっとしていることが多くなります。そして、さらに認知機能の低下が進むという悪循環に陥ります。**何か得意なことを見つけて、役割をもつと自信を回復するきっかけになることがあります。**

6 認知症の行動・心理症状 (BPSD) には環境や本人の心理状態が関連している

認知症の認知機能障害と行動・心理症状（BPSD）、それに関連する周囲の状況や本人の心理状態を大まかにまとめると **p.24〜25** の図のようになります。

このなかで認知機能障害と、それによって起こる生活能力の低下などの変化に関しては、残念ながら改善させることは困難です。しかし、本人の心理状態や体調については、周囲の環境を変えたり、体調不良の原因を取り除くことで改善させることができる可能性があります。

心理状態のなかで、特に重要なのは不安です。 不安はイライラや自信喪失の原因にもなり、理解力・判断力の低下に不安が加わると、周囲の対応を悪い方向に誤解して、易怒・暴言・暴力・介護の抵抗につながることがあります。また、理解できない部分を自分なりに解釈して妄想をつくり出したり、「疑心暗鬼」という言葉があるように、暗闇に何かが見えたりする（幻覚）ようになることもあります。**認知症の患者さんにかかわる際には、不安にさせないように接することが最も大切です。**

認知症の患者さんに対する接し方のポイントは、**PART 5** で改めて解説します。

さまざまな行動・心理症状の発症には、**認知機能障害だけでなく周囲の環境や本人の心理状態も大きく関連している**ことがわかると思います。

あわせて知りたい！ 道路交通法と認知症

　高齢者の自動車事故が増えている昨今、75歳以上の免許更新希望者は認知機能検査の受検が義務付けられるようになりました。認知機能検査は見当識・記憶・構成機能を評価する100点満点の検査で、免許更新の6か月前から受けることができます。2017年からこの検査の得点が49点未満の場合、医師の診断書提出または臨時適性検査が義務付けられるようになったため、当院にも相談に訪れる患者さんが増えてきました。

　この検査で49点未満というのは、じつはかなり認知機能低下が進んだ状態です。本書のPART 3で紹介しているHDS-RやMMSEでも認知症と診断される可能性が高いでしょう。現在日本では、認知症と診断されると運転免許証は返納しなければなりません。ところが、相談にくるのは、何らかの理由で免許証返納が難しい人たちなのです。そういった患者さんに対して当院では、認知機能検査の点数からはまず認知症と診断できるレベルであることを説明し、免許証を返納することをお勧めしています。どうしても診断書を希望される場合は、当院での認知機能検査で認知症と診断された場合、免許返納になることを説明したうえで診断書を作成します。

　ところが相談者の中には、「なぜこの人が49点未満なんだろう？」というくらいしっかりした人もいます。話を聞くと、検査時に極度に緊張してしまったり、体調がすぐれなかったりという理由があることが多いです。その場合は、認知機能検査の再受検を勧めることもあります。あまり知られていませんが、認知機能検査は受験料を払えば再受験可能です。そこで合格すれば診断書の提出は不要になるので、特別な理由がある場合は再受験を検討してもよいかもしれません。

認知症の認知機能障害と行動・心理症状（BPSD）、それに関連する周囲の状況や本人の心理状態

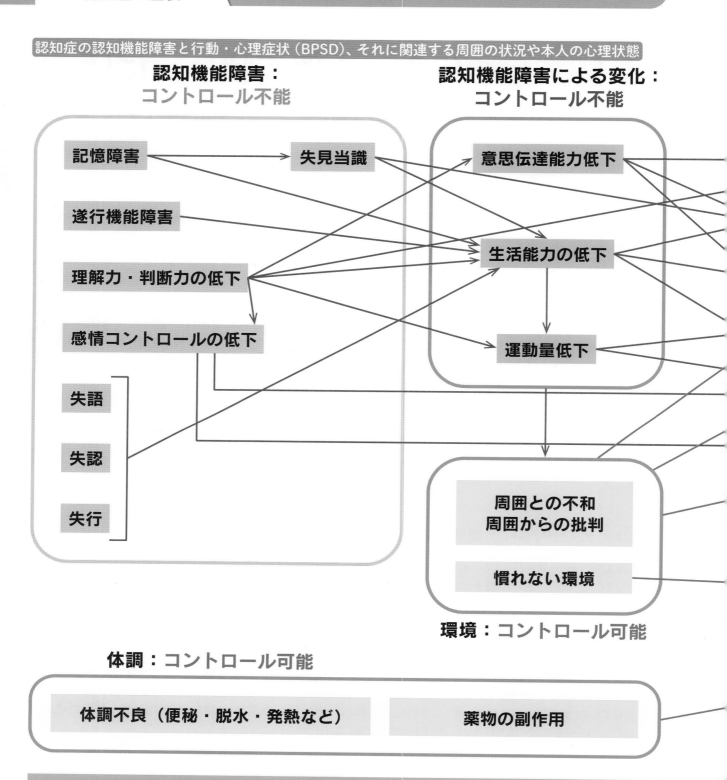

認知機能障害：
コントロール不能

認知機能障害による変化：
コントロール不能

記憶障害

失見当識

意思伝達能力低下

遂行機能障害

生活能力の低下

理解力・判断力の低下

運動量低下

感情コントロールの低下

失語

失認

失行

周囲との不和
周囲からの批判

慣れない環境

環境：コントロール可能

体調：コントロール可能

体調不良（便秘・脱水・発熱など）

薬物の副作用

体調や環境をコントロールすることで、心理状態が

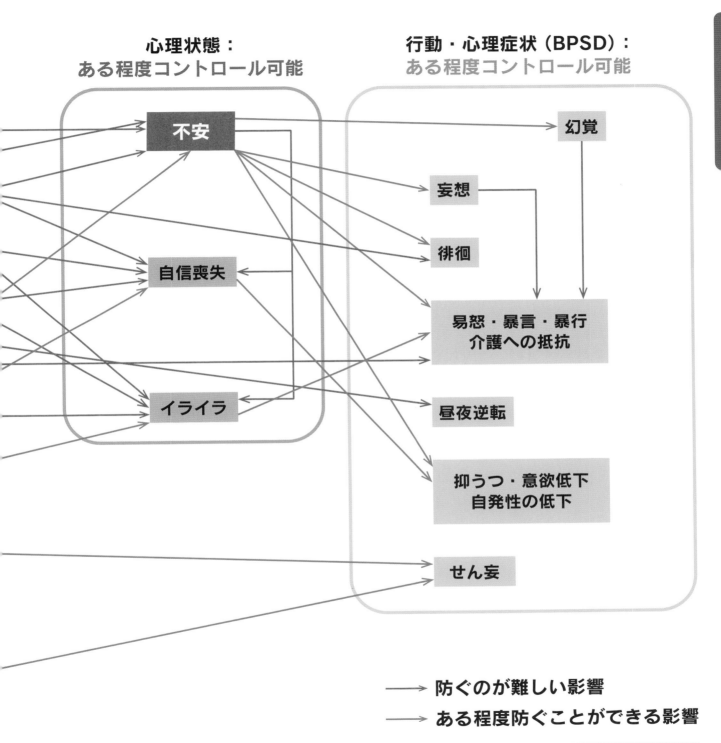

心理状態：
ある程度コントロール可能

行動・心理症状（BPSD）：
ある程度コントロール可能

不安

幻覚

妄想

徘徊

自信喪失

易怒・暴言・暴行
介護への抵抗

イライラ

昼夜逆転

抑うつ・意欲低下
自発性の低下

せん妄

→ 防ぐのが難しい影響

→ ある程度防ぐことができる影響

安定して行動・心理症状が軽くなる可能性がある

POINT

7 # 体調の変化が認知症に影響を及ぼす

認知症の患者さんは、具合が悪いところがあっても、そのことを認識して相手にうまく伝えることができません。以下に紹介するものは、いずれも認知症の患者さんの BPSD の誘因になりやすいものなので、患者さんの様子がいつもと違うと感じたら、積極的にこれらの原因がないか探っていく必要があります。

1 便秘

認知症の患者さんが不穏になる原因で一番多いのが便秘だといわれています。便秘のときは絶えずおなかに不快感があるので、それがイライラの原因になりさまざまな BPSD を引き起こします。

➡ 対応のポイント

認知症の人はトイレに行きたくてもうまく訴えられないことが多いので、定期的にトイレを促すなど、じょうずに排便をコントロールすることが大切です。

2 脱水

身体に水分のストックが少ない高齢者は、若い人と比べて簡単に脱水に陥ります。脱水になると食欲低下、めまい、脱力、感情の不安定、発熱などさまざまな症状が現れます。

➡ 対応のポイント

認知症の人は、のどの渇きにも鈍感になりますので、濃縮尿や尿量減少、口内・皮膚の乾燥など脱水を思わせる症状がないか常に気を配る必要があります。脱水の徴候があるときは、即効性のある経口補水液を飲むことで、脱水の補正ができます。

③ 発熱

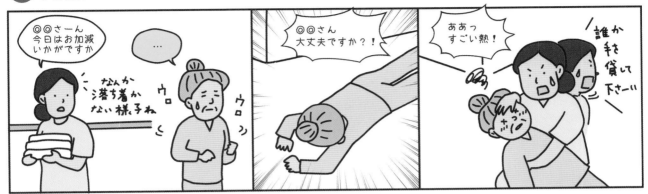

高齢者は発熱があると、せん妄を起こしやすくなります。私たちでも例えばインフルエンザなどで39℃くらい熱が出てしまうと、頭がボーッとして複雑なことが考えられなくなります。

高齢者、特に認知症の患者さんは脳の予備力が私たちよりずっと少ないので、ちょっとした発熱でも行動のパターンに変化が出てくることがあります。具体的には、会話がかみ合わなくなったり、落ち着かない様子で歩き回っていたりと、いつもと違う様子になるのです。認知症の人は便秘や脱水のときと

同様に、自分の不調をうまく伝えられないことが多いので、こちらが気づかないと病気の発見が遅れてしまう場合があります。

➜ 対応のポイント

高齢者は自分の体温の変化にも鈍感です。普段きちんと会話できていた患者さんが急にコミュニケーションがとりにくくなるなどの変化があったら、必ず体温をチェックしましょう。

④ 薬の副作用

高齢者では薬の副作用も問題です。**老化に伴って代謝機能が低下するため、薬の副作用が出やすくなります。**

特に睡眠導入薬や抗不安薬は日中にも作用が残りやすく、ふらつきや傾眠傾向がみられることも多く注意が必要です。また、抗ヒスタミン薬を含んだPL顆粒などの**総合感冒薬**、消化性潰瘍の治療に使われるガスター®などの**H_2受容体拮抗薬**、バップフォー®やベシケア®などの**過活動膀胱治療薬**、アリセプト®などの**抗認知症薬**、アーテン®などの**抗パーキンソン病薬**、トリプタノールやパキシルなどの**抗うつ薬**もせん妄を起こす原因になることがありま

す。特にレビー小体型認知症では、薬剤過敏がみられることが多く、抗認知症薬を投与する場合はごく少量から開始するなどの工夫が必要です。

せん妄を起こしやすい薬剤以外にも、**降圧薬による低血圧、血糖降下薬による低血糖なども認知機能に影響を与える場合があり、これらの薬剤にも注意が必要です。**特に低血糖は、認知機能の低下と関連があるという報告もあります。服薬の間違いなどが予想される中等度以上の認知症患者の血糖コントロールは、ガイドラインでも目標HbA1c 8％と甘く設定されています。

せん妄を起こしやすい薬剤

薬効分類	一般名（主な商品名）
睡眠導入薬・抗不安薬 　ベンゾジアゼピン受容体作動薬 　ベンゾジアゼピン系 　非ベンゾジアゼピン系	トリアゾラム（ハルシオン®）、エチゾラム（デパス®）など ゾルピデム酒石酸塩（マイスリー®）など
抗認知症薬 　コリンエステラーゼ阻害薬	ドネペジル塩酸塩（アリセプト®）、ガランタミン臭化水素酸塩（レミニール®）、リバスチグミン（リバスタッチ®パッチ・イクセロン®パッチ）
NMDA 受容体拮抗薬	メマンチン塩酸塩（メマリー®）
抗てんかん薬	カルバマゼピン（テグレトール®）、フェニトインナトリウム（アレビアチン®）、バルプロ酸ナトリウム（デパケン®）など
抗パーキンソン病薬 　レボドパ製剤	レボドパ配合薬（メネシット®、マドパー®、ドパコール®）など
ドパミン受容体作動薬	プラミペキソール塩酸塩水和物（ビ・シフロール®、ミラペックス®）、ロピニロール塩酸塩（レキップ®）、カベルゴリン（カバサール®）、ペルゴリドメシル酸塩（ペルマックス®）など
ドパミン放出促進薬	アマンタジン塩酸塩（シンメトレル®）
抗コリン薬	トリヘキシフェニジル塩酸塩（アーテン®）
抗うつ薬 　三環系（抗コリン薬）	アミトリプチリン塩酸塩（トリプタノール）、イミプラミン塩酸塩（トフラニール®）など
SSRI	パロキセチン塩酸塩水和物（パキシル）、セルトラリン塩酸塩（ジェイゾロフト®）など
抗精神病薬 　フェノチアジン系（抗コリン薬）	クロルプロマジン塩酸塩（コントミン®）、クロルプロマジンフェノールフタリン酸塩（ウインタミン®）など
鎮痛解熱薬	アスピリン、イブプロフェン（ブルフェン®）、インドメタシンナトリウム（インダシン®）など
ステロイド	コルチゾン酢酸エステル（コートン）、デキサメタゾンリン酸エステルナトリウム（デカドロン®）、プレドニゾロン（プレドニン®）など
抗生剤・抗菌薬	セファゾリンナトリウム水和物（セファメジン®）、イミペネム水和物・シラスタチンナトリウム（チエナム®）、アジスロマイシン水和物（ジスロマック®）、クラリスロマイシン（クラリス®）、ゲンタマイシン硫酸塩（ゲンタシン®）、オフロキサシン（タリビッド®）、シプロキサシン塩酸塩水和物（シプロキサン®）など
抗真菌薬	アムホテリシン B（アムビゾーム®）、フルコナゾール（ジフルカン®）など
抗ウイルス薬	アシクロビル（ゾビラックス）、バラシクロビル塩酸塩（バルトレックス）、オセルタミビルリン酸塩（タミフル®）など

薬効分類	一般名（主な商品名）
抗結核薬	イソニアジド（イスコチン®）、エタンブトール塩酸塩（エブトール®）など
抗不整脈薬	ジギタリスなど
降圧薬 β遮断薬	プロプラノロール塩酸塩（インデラル®）など
H₂受容体拮抗薬	シメチジン（タガメット®）、ファモチジン（ガスター®）など
鎮痙薬 抗コリン薬	アトロピン硫酸塩（アトロピン）、ブチルスコポラミン臭化物（ブスコパン®）など
過活動膀胱治療薬 抗コリン薬	プロピベリン塩酸塩（バップフォー®）、コハク酸ソリフェナシン（ベシケア®）など
気管支拡張薬	テオフィリン（テオドール®・テオロング®）など
抗ヒスタミン剤（抗コリン薬）	d-クロルフェニラミンマレイン酸塩（ポララミン®）、クレマスチンフマル酸塩（タベジール®）など
総合感冒薬	PL顆粒など
インターフェロン製剤	インターフェロンα（スミフェロン®、ペグイントロン®、ペガシス® など） インターフェロンβ（ベタフェロン®、アボネックス® など）
麻薬	モルヒネなど

赤字：認知機能に対して特に影響が大きい薬剤

　このように、高齢者が薬を服用する際は注意すべきことがたくさんありますが、**認知機能に対して特に影響が大きいのが**ベンゾジアゼピン受容体作動薬と抗コリン薬**です。**これらの薬を飲んでいると認知症の発症率は1.5倍ほどになるといわれているので、認知症の患者さんにはできるだけ使用しないように心がけましょう。

　また、高齢者は生活習慣病などをいくつか合併していて複数の病院から多くの薬剤を処方されている場合が多いことから、薬の相互作用にも注意が必要です。「おくすり手帳」は必ず作ってもらい、医療従事者は、新しく薬を処方するときや、体調に変化があったときには常に薬の副作用をチェックする習慣をつけることが大切です。

POINT

8 老化による身体機能の低下が認知症を悪化させることがある

老化による身体機能の低下が認知機能の低下を引き起こしていたり、認知症の症状を悪化させている場合があります。老化によって出てくる身体機能の低下の特徴をよく理解し、適切に対処することで認知症の発症を予防したり、進行を遅らせることができる場合があります。

1 聴力低下

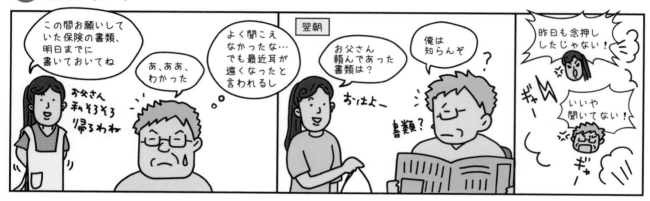

予防できる要因のなかで、難聴は認知症の最も大きな危険因子であるといわれています。 聴力は50歳代から衰え始めて、60歳代後半に急速に低下していきます。音が聞き取りにくくなると、そのぶん頭に入る情報量が少なくなるので、認知機能の低下を助長します。

また、聴力が低下すると人の話も聞き取りにくくなります。何度も聞き返すのが恥ずかしくて聞こえたふりをしていると、「言った」「言わない」のトラブルになったり、会話そのものが煩わしくなり、人付き合いを避けるようになってしまうこともあります。その他にも難聴がある人は話す声が大きくなりがちなので、怒っていると思われて周囲から敬遠されることもあるようです。

いずれにしても周囲と適切なコミュニケーションがとりにくくなるので、本人にもストレスがたまり、そのことが行動・心理症状の誘因にもなるため、聴力低下には特に注意が必要です。

→ 対応のポイント

高齢者の難聴は、高い音が聞き取りにくくなるのが特徴です。 具体的には電子体温計の「ピピピ…」という音が聞き取れない場合は難聴が始まっていると考えられます。

難聴がある患者さんには、①低い声でゆっくり正面から話す、②単語ごとに区切って話す、③聞こえやすい耳に向かって話すなどの工夫をすると、コミュニケーションがとりやすくなります。聴力低下が強い場合は、補聴器を試してみましょう。

② 視力低下

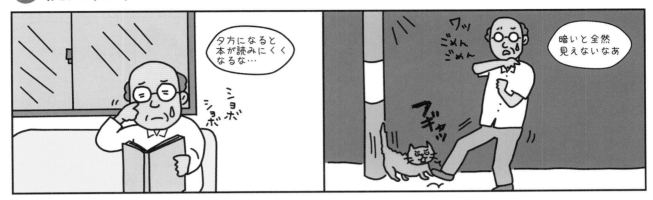

40歳代から老眼が始まり、50歳代で本が読みにくいと感じるようになります。物が見にくいと本や新聞を読まなくなるので、聴力低下のときと同様に頭に入る情報量が少なくなり認知機能の低下を助長します。

また、聴力低下とは違って、コミュニケーションのトラブルの原因にはなりにくいのですが、その代わり距離感がつかみにくかったり、有効視野が狭くなるため交通事故を起こしやすくなるので注意が必要です。特に白内障を合併すると、暗いところが見えにくくなるので、夕暮れ時の外出は危険です。

⮕ 対応のポイント

視力低下が明らかであれば、①メガネを調整する、②白内障があるなら手術を勧めるなどの対応が必要です。

〴〴〴 あわせて知りたい！ **内科疾患と認知症** ━━━

認知症の患者さんは高齢の方が多いため、高血圧や糖尿病などの生活習慣病を合併しているケースも多いです。現在、認知症や認知機能低下との関連があるとされている疾患には高血圧、糖尿病、慢性腎臓病、貧血などがありますが、いずれも放置せずに適切な治療を受けることで、認知症の発症を抑えられる可能性が指摘されています（特に糖尿病では、糖尿病性認知症という新しいタイプの認知症の存在が報告されており、血糖コントロールが症状改善と発症予防のキモといわれています）。

高血圧や糖尿病は自覚症状がないため、ついつい放置しがちになりますが、健康診断などで異常を指摘された場合は、なるべく早めに医師に相談し、（薬の副作用に注意しながら）適切な治療を受けるように心がけましょう。

③ 嗅覚低下・味覚障害

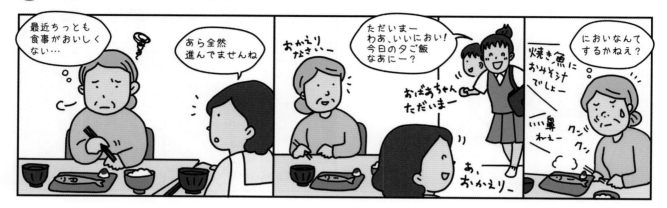

　60 〜 70 歳代から急激に低下しますが、聴力や視力と違って**自覚が少ない**のが特徴です。認知症になる患者さんは、物忘れが始まるかなり前から、においがよくわからなくなっている場合があります。嗅覚低下や味覚障害は、認知機能に対する直接的な影響はありませんが、食事がおいしいと感じられなくなることから意欲低下の原因になることがあります。

> **→ 対応のポイント**
>
> 　いろいろな物のにおいをかぐ習慣をつけたり、食事の一部を薄味にして味覚を鍛えたりすることが有効な場合があります。

④ 運動機能の低下

　筋力の衰えは 40 歳代から始まり、50 〜 60 歳代で歩くのが遅くなるなど、運動機能が低下してくる人が多くなります。運動機能が低下すると、家事や運動を避けるようになり、外出の機会も減って、脳に対する刺激も減ってしまうため、認知機能低下が悪化しやすくなります。

> **→ 対応のポイント**
>
> 　日中の活動性が下がると不眠にもつながりやすいので、**生活のなかにウォーキングやスクワットなどの軽い運動を取り入れていくのが望ましい**といわれています。

認知症の分類

認知症疾患では、①アルツハイマー型認知症、②レビー小体型認知症、③血管性認知症、④前頭側頭型認知症が４大認知症としてよく知られていますが、その他にもさまざまな種類の認知症があります。

ここでは、「４大認知症」をはじめとした代表的な認知症疾患を、「見た目の印象」と「歩行障害の有無」からいくつかのキャラクターに分類して解説しています。認知症の特徴を「キャラクター」でとらえることができると、「この患者さんは、○○認知症っぽいな…」というカンがはたらきやすくなります。

p.35 に認知症のキャラクター分類の図がありますので、何度も見直して代表的な認知症疾患の特徴をイメージできるようにしておきましょう。

POINT
1 日本で最も多い認知症は
アルツハイマー型認知症

　認知症の原因疾患の頻度は報告によって異なりますが、最も多いのがアルツハイマー型認知症［→ p.37］で全体の約50〜60％です。2番目に多いのがレビー小体型認知症［→ p.41］、血管性認知症［→ p.47］で約10〜20％、症状のクセが強く対応が難しい前頭側頭型認知症［→ p.51］が2〜5％くらいで、これらは4大認知症と呼ばれています。

　ちなみに、私が医師になったころ（1990年代）は、血管性認知症が最も多く、アルツハイマー型認知症は2番目、現在血管性認知症と2番手を争っているレビー小体型認知症はまだ疾患概念すら整っていませんでした。最近ではレビー小体型認知症に加えて、前頭側頭型認知症も一般に知られるようになってきていますので、今後正確に診断されるケースが増えてくると頻度も変わってくる可能性があります。

　また、**超高齢社会を迎え、長寿の方が多くなった**ため、「アルツハイマー型認知症＋血管性認知症」や「レビー小体型認知症＋前頭側頭型認知症」のような混合性認知症［→ p.72］も、ますます増えてくるものと思われます。

　混合性認知症については、現在のところ明確な診断基準がないため、その頻度はわかりませんが、認知症の診療に携わっていると、「この患者さんはアルツハイマー型認知症なのに歩行障害が目立つな…」とか、「レビー小体型認知症なのに、怒りっぽくて前頭側頭型認知症っぽいな…」など、いくつかの認知症疾患の特徴を併せもっている患者さんをみる機会はかなり多い気がします。臨床像の異なる認知症が併存する混合性認知症は、対応が難しい症例が多く、医療従事者もますます正しい知識を身につけることが大切になってくるでしょう。

認知症の原因疾患の頻度

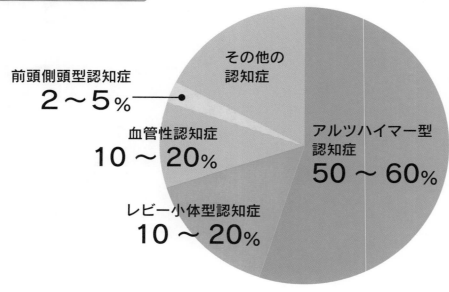

前頭側頭型認知症
2〜5%

その他の認知症

血管性認知症
10〜20%

アルツハイマー型認知症
50〜60%

レビー小体型認知症
10〜20%

② 認知症のイメージをキャラクター分類でおおまかにとらえる

個々の認知症疾患の話をする前に、まず下の図を見てください。

この図は、代表的な認知症疾患を**「見た目の印象」**と**「歩行障害の有無」**から5つのカテゴリーに分類したものです（うつ病は認知症ではありませんが、認知症との鑑別が問題になることがあるので入れてあります）。見た目の印象は、**「明るい」「普通」「暗い」**に分けています。「明るい」＝エネルギッシュ、

「暗い」＝元気がないというイメージなので、「易怒」は「明るい」に入ります。**見た目の印象と歩行障害の有無は、はじめて患者さんに会ったときの様子から判断してOK**です。

それぞれの認知症に特徴的な症状も記しておきましたので、この図と**p.36**をよく見て、代表的な認知症疾患のイメージをざっくりつかんでおきましょう。

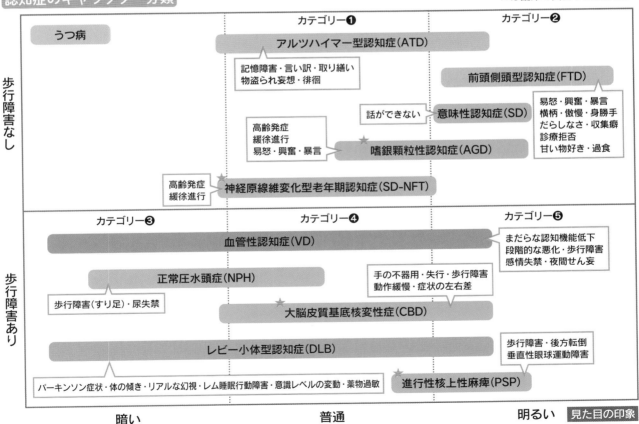

認知症のキャラクター分類　　　　　　　　　★は臨床で出会う頻度が低い

35

認知症の原因疾患の全体像

それぞれの認知症の特徴を簡単に説明すると…　（★は臨床で出会う頻度は低い）

❶アルツハイマー型認知症（ATD）　p. 37　（カテゴリー❶❷）
- 「普通の人」の印象です。
- 運動機能の衰えもあまり目立たず、会話もスムースで人当たりもよいことが多く、物忘れをごまかす技術もあるため、気をつけないと完全に騙されてしまうことがあります。

❷レビー小体型認知症（DLB）　p. 41
❸血管性認知症（VD）　p. 47
（カテゴリー❸❹❺）
- ②③とも「暗い」印象です。
- ともに話しかけたときの反応が鈍く、**歩行障害などの運動障害**があります。
- DLBでは**幻視や薬剤過敏性**などの特徴がみられます。

❹前頭側頭型認知症（FTD）　p. 51　（カテゴリー❷）
- 前頭葉障害で抑制が効かなくなっているのか「**明るくぶっきらぼう**」な感じで、何かのはずみで急に怒り出したりすることがあります。
- 運動機能の低下はあまり目立ちません。

❺意味性認知症（SD）　p. 58　（カテゴリー❷）
- FTDの一種ですが、側頭葉の障害が中心で**失語**がメインとなります。

❻進行性核上性麻痺（PSP）★　p. 60　（カテゴリー❹❺）
- FTDと同じく前頭葉障害が目立ち、**明るい感じ**ですが、FTDよりマイルドで**歩行障害**が目立ちます。

❼大脳皮質基底核変性症（CBD）★　p. 63　（カテゴリー❸❹❺）
- 珍しい病気で、「暗い」人から「明るい」人までさまざまです。
- **左右差のある運動障害や失行**が特徴的です。

❽神経原線維変化型老年期認知症（SD-NFT）★　p. 65
❾嗜銀顆粒性認知症（AGD）★　p. 65
（カテゴリー❶❷）
- ⑦⑧ともに**高齢発症のアルツハイマー型認知症**という印象です。
- AGDでは少しFTDの要素が入ります。

❿正常圧水頭症（NPH）　p. 66　（カテゴリー❸❹）
- **治療可能**な認知症です。
- ボーっとしていることが多く、反応も鈍いので「暗い」印象、**歩行障害**と**尿失禁**が目立ちます。

イメージはなんとなくつかめたでしょうか？
それぞれの認知症について詳しく説明していきます。

1 アルツハイマー型認知症

alzheimer-type dementia（ATD）

アルツハイマー型認知症のイメージ

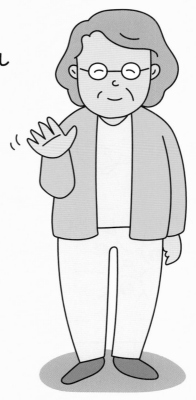

臨床で出会う頻度 ★ ★ ★ ★
診断の難しさ ★

キャラクター分類 ▶ **普通の人＋歩行障害なし**

▶**軽度〜中等度くらいまでは社交性
が保たれる**ので異常を気づかれに
くい

発症年齢 ▶ **70 歳以上が多い**

性別 ▶ **女性にやや多い**

☑ 特徴的な症状

- ▶記憶障害
- ▶失見当識
- ▶自発性の低下
- ▶言い訳・取り繕い
- ▶妄想（特に物盗られ妄想）
- ▶慣れた道で迷う
- ▶徘徊

☑ その他

- ▶基本的に穏やかな人が多いが、前頭葉の障害が目立つ症例では、易怒・暴言・
  暴力・介護への抵抗などの行動・心理症状がみられる（約 20%という報告があ
  るが、もう少し多い印象）

認知症の基本はアルツハイマー型認知症です。
認知症診療にかかわる人は、まずアルツハイマー
型認知症の特徴をしっかり覚えておきましょう。

1 アルツハイマー型認知症による脳の変化

- アルツハイマー型認知症は簡単にいうと、大脳皮質に**アミロイドβ**と呼ばれる特殊なタンパク質がたまり（老人斑）、続いて神経細胞内に**タウタンパク**による神経原線維変化が起こって神経細胞が壊れて死んでいく病気です。
- 最初の変化であるアミロイドβの蓄積は、物忘れが起こるはるか前から始まっているといわれています。ちなみに老人斑や神経原線維変化は正常の老化でもみられますが、アルツハイマー型認知症に比べるとごく軽度です。

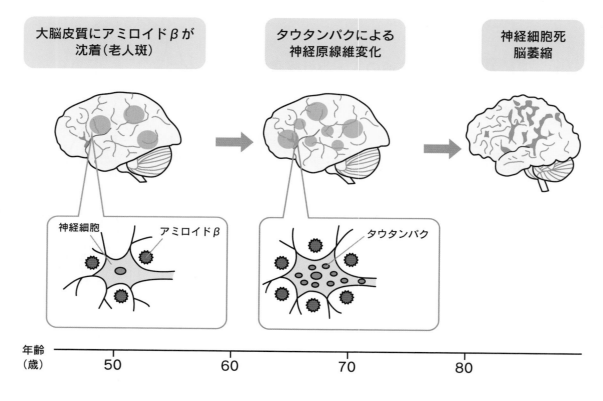

2 アルツハイマー型認知症の症状と経過

- 神経細胞が死んでいくとその部分の大脳皮質が萎縮します。**アルツハイマー型認知症では側頭葉→頭頂葉・前頭葉の順に大脳皮質の萎縮が進む**ため、認知機能障害は記憶障害から始まって、**失見当識、自発性の低下**、料理などができなくなる**遂行機能障害**、さらに**失認、失行、失語**などの症状が加わります。
- 前頭葉が障害される時期には**脱抑制や易怒**などの行動・心理症状がみられる場合もあります。
- 最終的には寝たきりになり、コミュニケーションもほとんどとれなくなります。
- 全経過は 10 〜 15 年くらいです。経過を 4 期（軽度・中等度・やや高度・高度）に分ける分類がよく用いられていて、2 〜 3 年くらいで次の病期に移るといわれています。

●物忘れに対する自覚はあまりないことが多いのですが、軽度から中等度に症状が進んでくると不安を感じるようになります。そこに周囲の環境や人間関係などの要因が加わると、**妄想、暴言、介護への抵抗、抑うつ**などの行動・心理症状が出てくることがあります。特に**物盗られ妄想**は中等度のアルツハイマー型認知症によくみられます。

●**コミュニケーション能力は比較的後期まで保たれていて、言い訳や取り繕いがうまい**ので（例えば、日時を聞かれて間違えたときに、「仕事をやめてから、あまり日にちを気にしなくなったから…」などともっともらしいことを言う）、物忘れがかなり進んでいても、周囲が年相応と思ってしまい、異常に気づかない場合があります。

●中等度以降では、場所の失見当識も出てくるため、慣れた道で迷うことも多くなり、徘徊につながることがあります。

障害部位別の症状

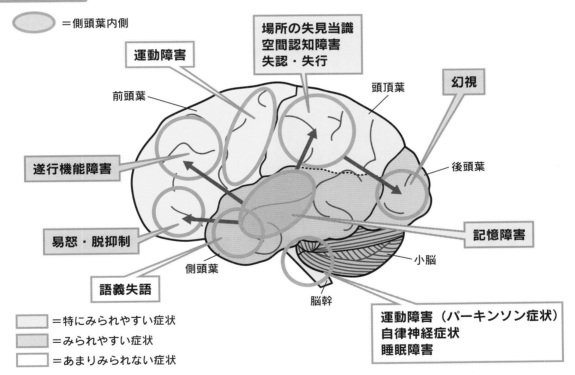

= 側頭葉内側

運動障害

場所の失見当識
空間認知障害
失認・失行

幻視

前頭葉

頭頂葉

後頭葉

遂行機能障害

記憶障害

易怒・脱抑制

小脳

側頭葉

語義失語

脳幹

運動障害（パーキンソン症状）
自律神経症状
睡眠障害

= 特にみられやすい症状

= みられやすい症状

= あまりみられない症状

症状の経過

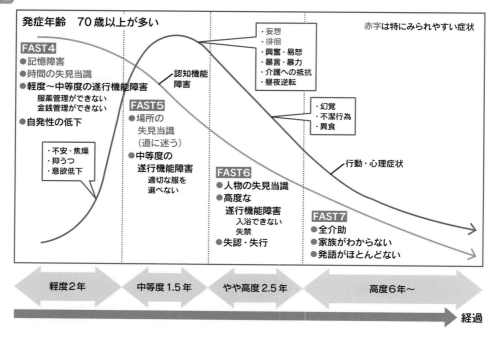

発症年齢　70歳以上が多い

赤字は特にみられやすい症状

FAST4
- 記憶障害
- 時間の失見当識
- 軽度〜中等度の遂行機能障害
  服薬管理ができない
  金銭管理ができない
- 自発性の低下

・不安・焦燥
・抑うつ
・意欲低下

認知機能障害

FAST5
- 場所の失見当識（道に迷う）
- 中等度の遂行機能障害
  適切な服を選べない

FAST6
- 人物の失見当識
- 高度な遂行機能障害
  入浴できない
  失禁
- 失認・失行

・妄想
・徘徊
・興奮・易怒
・暴言・暴力
・介護への抵抗
・昼夜逆転

・幻覚
・不潔行為
・異食

行動・心理症状

FAST7
- 全介助
- 家族がわからない
- 発語がほとんどない

軽度2年　　中等度1.5年　　やや高度2.5年　　高度6年〜

経過

●アルツハイマー型認知症の重症度分類には、**FAST分類**がよく用いられます。進行度を7段階に分けたもので、アルツハイマー型認知症では、おおむねFAST stage 4が軽度、5が中等度、6・7が高度に該当します。

アルツハイマー型認知症だけでなく、他の認知症の重症度を判定するめやすにもなります。

アルツハイマー型認知症の重症度分類（FAST分類）

FAST stage	臨床診断	FASTにおける特徴
1．認知機能の障害なし	正常	主観的および客観的機能低下は認められない
2．非常に軽度の認知機能低下	年齢相応	物の置き忘れを訴える。喚語困難
3．軽度の認知機能低下	境界状態	熟練を要する仕事の場面では機能低下が同僚によって認められる。新しい場所に旅行することは困難
4．中等度の認知機能低下	軽度のアルツハイマー型認知症	夕食に客を招く段取りをつけたり、家計を管理したり、買い物をしたりする程度の仕事でも支障をきたす
5．やや高度の認知機能低下	中等度のアルツハイマー型認知症	介助なしでは適切な洋服を選んで着ることができない。入浴させるときにも何とかなだめすかして説得することが必要なこともある
6．高度の認知機能低下	やや高度のアルツハイマー型認知症	a) 不適切な着衣 b) 入浴に介助を要する。入浴を嫌がる c) トイレの水を流せなくなる d) 尿失禁 e) 便失禁
7．非常に高度の認知機能低下	高度のアルツハイマー型認知症	a) 最大限約6語に限定された言語機能の低下 b) 理解しうる語彙はただ1つの単語となる c) 歩行能力の喪失 d) 着座能力の喪失 e) 笑う能力の喪失 f) 昏迷および昏睡

石井徹郎：Functional Assessment Staging（FAST）．高齢者のための知的機能検査の手引き，大塚俊男，本間昭監修，ワールドプランニング，東京，1991：60-61. より一部抜粋して転載
（Reisberg B, Ferris SH, Anand R, et al. Functional staging of dementia of the Alzheimer's type. *Ann NY Acad Sci* 1984；435：481-483.）

2

レビー小体型認知症
dementia with lewy bodies（DLB）

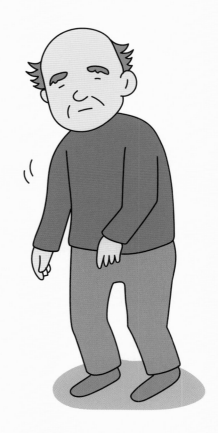

レビー小体型認知症のイメージ

臨床で出会う頻度 ★ ★ ★
診断の難しさ ★ ★

キャラクター分類 ▶ **暗い人＋歩行障害あり**

▶元気がない感じの人が多い
▶体が斜めに傾いていることがある

発症年齢 ▶ **75 ～ 80 歳くらいが多い**

性別 ▶ **男性にやや多い**

☑ 特徴的な症状

▶ **リアルな幻視**
▶ **歩行障害（パーキンソニズム）**
▶ レム睡眠行動異常
▶ 認知機能・意識レベルの変動
▶ 妄想
▶ 薬剤過敏性あり

☑ その他

▶理解力・判断力の低下、遂行機能障害、意欲低下がメインで記憶障害は目立たないことが多い
▶前頭葉の障害が目立つ症例では、易怒・暴言・暴力・介護への抵抗などの行動・心理症状がみられる場合がある

パーキンソン病の兄弟のような病気です。

41

① レビー小体型認知症による脳の変化

●**レビー小体**という異常なタンパク質が脳にたまることが原因で起こります。パーキンソン病は主として脳幹部にたまり、歩行障害やふるえの症状が出ますが、レビー小体型認知症では脳幹だけでなく大脳皮質にもレビー小体がたまります。

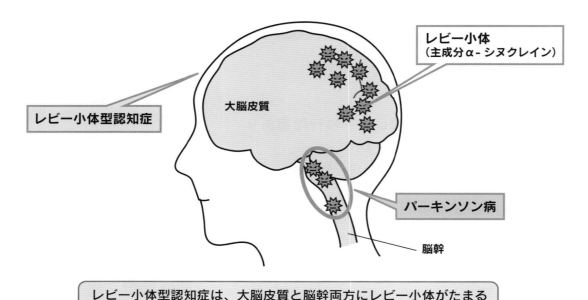

レビー小体型認知症

大脳皮質

レビー小体
（主成分α-シヌクレイン）

パーキンソン病

脳幹

レビー小体型認知症は、大脳皮質と脳幹両方にレビー小体がたまる

●**認知症とともに、歩行障害を中心としたパーキンソン症状が多くみられるのが特徴です。** パーキンソン病に多い便秘や立ちくらみ、失神などの**自律神経障害**がみられることもあります。

●大脳皮質と脳幹の両方が障害されるため、意識障害がみられたり、睡眠・覚醒のリズムが乱れて**レム睡眠行動障害**がみられたり、後頭葉の機能低下から視覚認知が障害されて**幻視**がみられたりと、さまざまな症状が出てきます。

〔 **もっと知りたい！** 〕 **レム睡眠行動障害** ─────

　　レム睡眠は夢をみているときの睡眠パターンで、健康な人はレム睡眠の間、身体が動かないように抑制されています。しかし、レム睡眠行動障害がみられる患者さんでは、その抑制が不十分になるため、夢をみながら大声をあげたり、隣で寝ている人を叩いてしまったりすることがあります。

② レビー小体型認知症の症状と経過

- レビー小体型認知症では、**まず脳幹部や間脳が障害されることが多い**ため、便秘などの**自律神経障害**や、睡眠覚醒リズムが乱れて起こる**レム睡眠行動障害**が認知機能低下より前にみられることが多いとされています。

- レビー小体型認知症に特徴的な**パーキンソン症状**（筋強剛・無動・小刻み歩行など）も脳幹部の障害が原因になります。

- **脳幹部や間脳とほぼ同時期に後頭葉が障害される**ため、比較的初期からリアルな**幻視**がみられることが多いです。

- その後、前頭葉・側頭葉・頭頂葉に障害が進むにつれて、**遂行機能障害や記憶障害、失認・失行**などの症状が徐々にみられるようになっていきます。

- 中期以降では、大脳皮質の障害が徐々に大きくなるため、**認知機能や意識レベルの変動**がみられるようになり、周囲の状況に対する認識や理解力などが、そのときどきによって悪いときとよいときが出てくるようになります。

- 前頭葉の障害が目立つ症例では、この時期になると易怒・暴言・暴力・介護への抵抗などの行動・心理症状がみられる場合があります。

- 後期になると、パーキンソン症状や認知機能低下はさらに進み、嚥下障害などもみられるようになり、日常生活に常に介助が必要な状態になります。

- 全経過はアルツハイマー型認知症や血管性認知症より短く、発症から10年未満が多いとされています。

- 症状によって初期・中期・後期に分けられることが多いですが、FAST分類［→ p.40］のような重症度分類はありません。**中期以降に急速に悪化するケースも多い**ので、パーキンソン症状が出てきたら注意が必要です。

- その他の症状としては、**さまざまな薬に対する薬剤過敏性が特徴的**です。認知症に処方するアリセプト®のような薬を少量飲んだだけで、ひどい興奮状態に陥ったり、その逆に少量の睡眠導入薬で1日中ウトウトしてしまう場合、レビー小体型認知症の可能性が高いと考えられます。

- アルツハイマー型認知症と同様に、**妄想**も比較的みられやすい行動・心理症状の1つです。こちらは物盗られ妄想ではなく、配偶者の浮気などを疑う**嫉妬妄想**が多いようです。

幻視では何が見える？

虫や子ども、動物などが見えることが多く、説明すると本人も幻覚だと納得することがあります。また、病状が悪いときには凶暴な動物などの怖いものが見えていたのに、落ち着いてくると、それがかわいい小動物に変わったりすることがあります。

障害部位別の症状

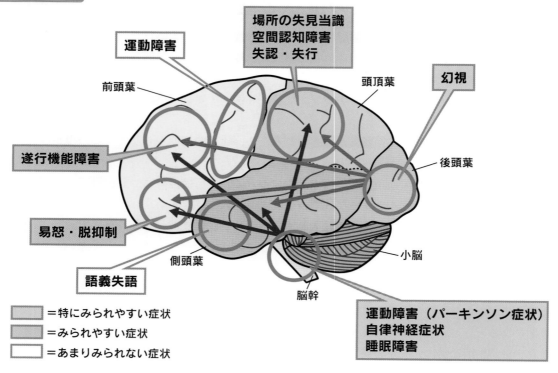

場所の失見当識
空間認知障害
失認・失行

運動障害

前頭葉

頭頂葉

幻視

後頭葉

遂行機能障害

易怒・脱抑制

側頭葉

小脳

語義失語

脳幹

運動障害（パーキンソン症状）
自律神経症状
睡眠障害

＝特にみられやすい症状

＝みられやすい症状

＝あまりみられない症状

症状の経過

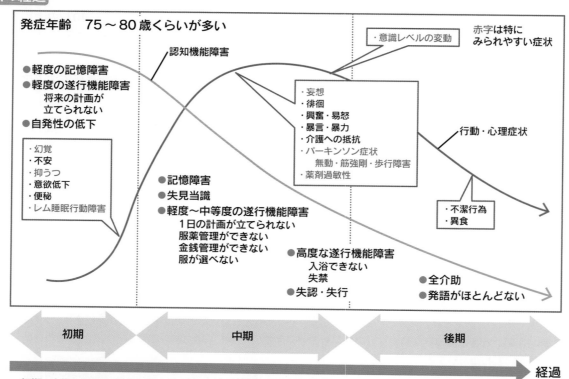

発症年齢　75～80歳くらいが多い

認知機能障害

・意識レベルの変動

赤字は特に
みられやすい症状

●軽度の記憶障害
●軽度の遂行機能障害
　将来の計画が
　立てられない
●自発性の低下

・幻覚
・不安
・抑うつ
・意欲低下
・便秘
・レム睡眠行動障害

妄想
・徘徊
・興奮・易怒
・暴言・暴力
・介護への抵抗
・パーキンソン症状
　無動・筋強剛・歩行障害
・薬剤過敏性

行動・心理症状

●記憶障害
●失見当識
●軽度～中等度の遂行機能障害
　1日の計画が立てられない
　服薬管理ができない
　金銭管理ができない
　服が選べない

・不潔行為
・異食

●高度な遂行機能障害
　入浴できない
　失禁

●全介助

●失認・失行

●発語がほとんどない

初期

中期

後期

経過

初期・中期・後期の長さに個人差があるが、全経過は10年未満のケースが多い

パーキンソン病の４大徴候

　幹部、特に中脳の黒質という部分の神経細胞にレビー小体が沈着する病気がパーキンソン病です。パーキンソン病では筋肉の緊張が強くなり（筋強剛）、身体の動きが鈍くなります（無動）。その他、筋肉の緊張のバランスが崩れるため、自然に身体がふるえてしまったり（振戦）、歩行が小刻みになったり、倒れそうになったときにとっさにバランスをとることが難しくなります（姿勢反射障害）。これらの症状は、まとめてパーキンソン症状、パーキンソニズムなどといわれることがあります。

❶振戦
ふるえが起こる

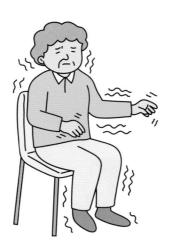

❷筋強剛
筋肉がこわばる

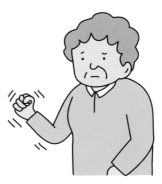

❸無動
動作が遅くなる

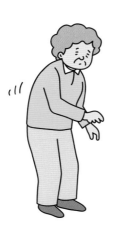

❹姿勢反射障害
姿勢を保てなくなる

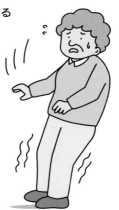

　４大認知症のなかのレビー小体型認知症（DLB）は、脳幹と大脳皮質にレビー小体がたまる病気で、パーキンソン病の兄弟のような病気です。認知症の症状と前後して、これらのパーキンソン症状がみられることがあるのが、特徴の１つになっています。
　なお、パーキンソン病のなかにも徐々に認知症を合併してくる患者さんがいて、認知症を伴うパーキンソン病（PDD：Parkinson's disease with dementia）と呼ばれています。レビー小体型認知症とまぎらわしいのですが、基本的な対応法は同じなので、無理して区別する必要はないと思います。認知症や幻覚が先行していればレビー小体型認知症、パーキンソン症状が先行していれば認知症を伴うパーキンソン病という程度の区別でよいでしょう。

もっと知りたい！ パーキンソン症状の診断

　典型的なパーキンソン症状がそろっている人は、前傾姿勢で、腕をほとんど動かさない小刻み歩行になりますので、診察室に入ってくる様子を見るだけですぐにわかるのですが、なかには微妙な歩き方の患者さんもいます。

　そんなときに役に立つのが、手の筋強剛の有無を見る方法です。図のように、患者さんの手を脱力させてから他動的に動かして感じる筋肉の抵抗を評価します。筋強剛があると、筋肉の緊張が強いので、脱力しても抵抗が残ります。特に肘に歯車が入っているようにガクッ、ガクッという抵抗（歯車様筋強剛）があれば、筋強剛（＋）＝パーキンソン症状（＋）と判断します。その他、一様に抵抗がある場合も鉛管様筋強剛といい、筋強剛（＋）と判断しますが、途中までは抵抗があるのに急に抵抗がなくなる場合は、痙縮といいパーキンソン症状には含めませんので注意してください。

　この筋強剛の診察はすぐにできるので、認知症の患者さんの診察をする場合には、必ず行いましょう。もちろん筋強剛があれば、レビー小体型認知症の可能性が高くなります。

【典型的なパーキンソン病の患者さん】

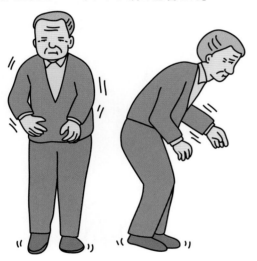

・前傾姿勢
・腕をほとんど動かさない
・小刻み歩行

【筋強剛の診察】

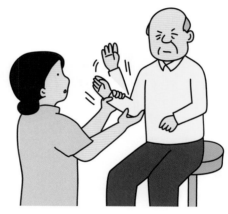

脱力してもらってから他動的に腕を曲げたときに、肘に歯車が入っているようにガクッ、ガクッという抵抗を感じる
➡筋強剛（＋）

3 血管性認知症
vascular dementia（VD）

血管性認知症のイメージ

臨床で出会う頻度 ★ ★ ★
　診断の難しさ ★ ★ ★

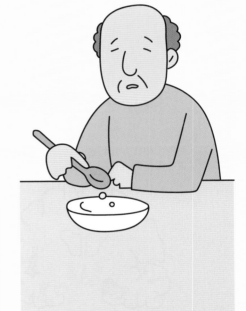

> **キャラクター分類** 暗い人 ＋ 歩行障害あり

▶元気がなく不器用なイメージ
▶アルツハイマー型認知症に比べる
　と病識のある人が多い

> **発症年齢** 60歳以上の発症が多い

> **性別** 男性にやや多い

☑ 特徴的な症状

▶しっかりしている部分とダメな部分が
　混在している（まだら認知症）
▶運動障害（歩行障害・嚥下障害など）
▶段階的悪化（みられない場合もある）
▶感情失禁
▶尿失禁

☑ その他

▶高血圧など動脈硬化の危険因子をもつ人が多い
▶**夜間せん妄がわりと多い**
▶理解力・判断力の低下、遂行機能障害、意欲低下がメインで記憶障害は目立た
　ないことが多い

 脳梗塞や脳出血などの脳血管障害（脳卒中）が原因で起こる認知症で、
かつて日本ではアルツハイマー型認知症より多いといわれていました。

1 血管性認知症による脳の変化

●血管性認知症にはいくつかのタイプがあり、「隠れ脳梗塞」といわれている小さな梗塞巣がたくさん集まった図のBのようなパターンが多いとされています。

●脳のどの部分が障害されるかによってみられる症状は異なるため、例えば物忘れが目立っていても判断力や理解力は低下していない人もいれば、その逆になる人もいて、症例によって幅広いタイプの認知機能障害がみられます。

A 大きな脳梗塞や
いくつかの脳梗塞

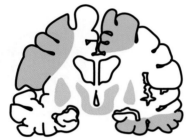

B 小さな脳梗塞の多発

C 記憶に直接かかわる
場所の梗塞（視床・海馬）

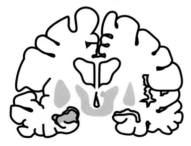

D 脳全般の循環不全

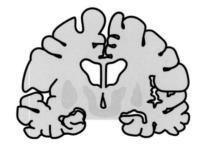

E 脳出血

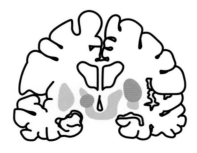

F アルツハイマー病と
脳血管障害の合併

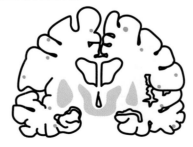

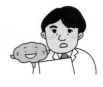

A〜Fのパターンが混在してくることもあるので、症状の現われ方はアルツハイマー型認知症のように一定の傾向がとらえにくいことも多いです。

② 血管性認知症の症状と経過

- 一般的に、血管性認知症は血管障害が起きるたびに症状が加わるので、**p.50** のグラフ①のように段階的に悪化することが特徴といわれています。新たな脳卒中が起きるたびに、いろいろな症状が加わりながら全体として認知機能が低下していくというパターンです。**どのような場所に、どのくらいの頻度で脳卒中を起こすかによって経過が異なります。**

- 血管性認知症のなかには、このような段階的な悪化を示さない場合もあります。血管性認知症でも症状が出ないような脳卒中（いわゆる隠れ脳梗塞や隠れ脳出血）を繰り返した場合や、高血圧による動脈硬化のため、脳全体が循環不全に陥っている場合などは、図のグラフ②のように徐々に認知機能低下が進むため、**「段階的な増悪がない」＝「血管性認知症ではない」というわけではありません**ので、そこは注意してください。

- 血管性認知症では大脳基底核や大脳白質が障害されることが多く、脳全体の神経細胞間のネットワーク機能が低下するため、**アルツハイマー型認知症に比べて歩行障害や嚥下障害などの運動症状がみられやすいのが特徴です。**歩行障害はパーキンソン病に似た小刻み歩行で、バランスは悪くないのですが、一歩目が出にくいすくみ足がみられることが多く、**血管性パーキンソニズム**と呼ばれています。

- 記憶障害はアルツハイマー型認知症に比べると軽いことが多く、遂行機能障害や自発性の低下が目立つ症例が多いです。

- アルツハイマー型認知症と比べると病識がある人が多いです。

- 前頭葉の機能低下のため、**感情失禁**（感情のコントロールができず、悲しい場面でもないのに泣き出してしまったりすること）、**尿失禁**などがみられることもあります。

- その他、脳全体の機能低下があるためか、**夜間せん妄**も比較的みられやすい症状の１つです。

- 全経過は症例にもよりますが、おおむね発症から 10 年前後とされています。

障害部位別の症状

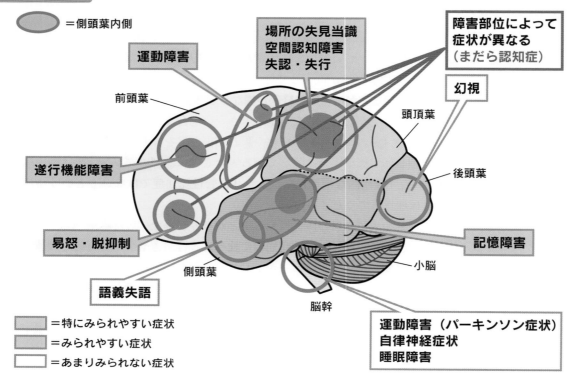

＝側頭葉内側

運動障害

場所の失見当識 空間認知障害 失認・失行

障害部位によって 症状が異なる（まだら認知症）

幻視

前頭葉

頭頂葉

遂行機能障害

後頭葉

記憶障害

易怒・脱抑制

側頭葉

小脳

語義失語

脳幹

運動障害（パーキンソン症状） 自律神経症状 睡眠障害

＝特にみられやすい症状

＝みられやすい症状

＝あまりみられない症状

症状の経過

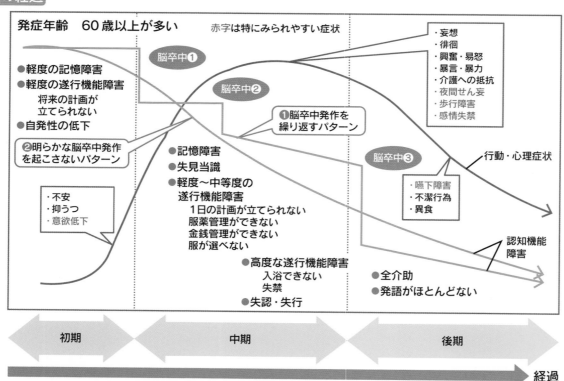

発症年齢　60歳以上が多い　赤字は特にみられやすい症状

脳卒中❶

脳卒中❷

- ●軽度の記憶障害
- ●軽度の遂行機能障害
  将来の計画が
  立てられない
- ●自発性の低下

❶脳卒中発作を
繰り返すパターン

- ・妄想
- ・徘徊
- ・興奮・易怒
- ・暴言・暴力
- ・介護への抵抗
- ・夜間せん妄
- ・歩行障害
- ・感情失禁

❷明らかな脳卒中発作
を起こさないパターン

- ●記憶障害
- ●失見当識
- ●軽度～中等度の
  遂行機能障害
  1日の計画が立てられない
  服薬管理ができない
  金銭管理ができない
  服が選べない

脳卒中❸

行動・心理症状

- ・嚥下障害
- ・不潔行為
- ・異食

- ・不安
- ・抑うつ
- ・意欲低下

- ●高度な遂行機能障害
  入浴できない
  失禁
- ●失認・失行

- ●全介助
- ●発語がほとんどない

認知機能
障害

初期

中期

後期

経過

個人差があるが、全経過はおおむね発症から10年前後

4 前頭側頭型認知症

frontotemporal dementia（FTD）

（行動異常型）前頭側頭型認知症のイメージ

臨床で出会う頻度 ★ ★
　診断の難しさ ★

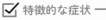 キャラクター分類 **明るくぶっきらぼうな人＋
歩行障害なし**

▶妙に馴れ馴れしかったり、横柄だっ
　たり、機嫌がよかったのに急に怒
　り出したりする
▶**わが道を行く行動パターン**

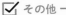 発症年齢 **50 〜 60 歳くらいが多い**

性別 **男性にやや多い**

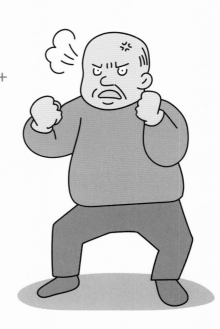

☑ 特徴的な症状

　▶**社会的行動障害（万引きなど）**
　▶易怒・興奮・暴言・暴力
　▶**性格変化（身勝手・だらしなさ・無関心）**
　▶常同行動（時刻表的生活）

☑ その他

　▶**性格変化で発症することが多い**
　▶記憶障害はあまり目立たない
　▶運動障害は末期までみられない場合が多い
　▶慣れたスケジュールに合わせて行動するので、通院を忘れたりすることは意外
　　に少ない

① 前頭側頭型認知症による脳の変化

● 前頭葉と側頭葉の神経細胞の萎縮によって引き起こされます。

● 前頭側頭型認知症は臨床診断名なので、アルツハイマー型認知症やレビー小体型認知症のように、決まった病理変化をもっていないのが特徴です。

● 症状によって、①行動異常型前頭側頭型認知症、②意味性認知症［→ p.58］、③進行性非流暢性失語の３種類に分類されています。**そのうち、最も代表的なものが行動異常型前頭側頭型認知症**で、一般に４大認知症の１つとされる前頭側頭型認知症は行動異常型前頭側頭型認知症を指すことがほとんどです。また、行動異常型前頭側頭型認知症の臨床的な特徴は、以前**ピック病**といわれていた認知症とほぼ一致するので、ザックリいえば「前頭側頭型認知症＝行動異常型前頭側頭型認知症＝ピック病」という理解でよいでしょう。

というわけで、ここでは行動異常型前頭側頭型認知症について解説します。

② 行動異常型前頭側頭型認知症の症状と経過

● 脳の萎縮は前頭葉から側頭葉に進み、その後徐々に脳全体に進んでいきます。そのため、症状は**無関心や共感力の低下**から始まって、運転ができないなどの**遂行機能障害**、理解力・判断力の低下による**行動異常や易怒**、さらに**失見当識**、**失語**、**失認**、**失行**などの症状が加わることになります。

● 側頭葉の障害があるにもかかわらず、他の認知症に比べると記憶障害は軽度です。

● 失語では、物と名称が結びつかない**語義失語**という状態になることが多いです。

● ベースに無関心や共感力の低下があるためか、不安や焦燥は他の認知症に比べると目立たないようです。

● **一番特徴的なのは**社会的行動障害で、初期から平然と店で万引きをしてくるなどの反社会的行動がみられ、注意すると暴力を振るったりして手がつけられなくなるケースもあります。

● 周囲の人は「人が変わってしまった」と感じることが多く、そういう意味では最も精神疾患に近い認知症といえます。実際に行動障害がひどいケースでは、精神科の専門医でないと対応できないケースもあります。

● その他には、服装や生活態度がだらしなくなったり、体をゆする・手をたたき続ける・毎日同じ時間に同じコースに散歩に行き、同じ店で決まったものを食べる（時刻表的生活）・甘い物ばかり食べ続けるといった**常同行動**も、行動異常型前頭側頭型認知症に特徴的な症状で、中期以降にみられるようになります。

● 症状が進んでくると対応が難しくなることが多いのですが、常同行動を利用してよい習慣をルーチン化してしまうと、後々問題が起こりにくくなる可能性があります。**早いうちから、デイケアなどで本人の好みに合うプログラムを見つけて、毎回同じように対応することでよい習慣づけを行っていくとよいでしょう。**

● 無関心、共感力の低下、社会的行動障害、常同行動といった行動異常型前頭側頭型認知症に特徴的な症状は、中期以降（発症から３年程度）でほとんどがそろいます。

● 全経過は無関心や共感力の低下などの初発症状がみられるようになってから、10年前後といわれています。

障害部位別の症状

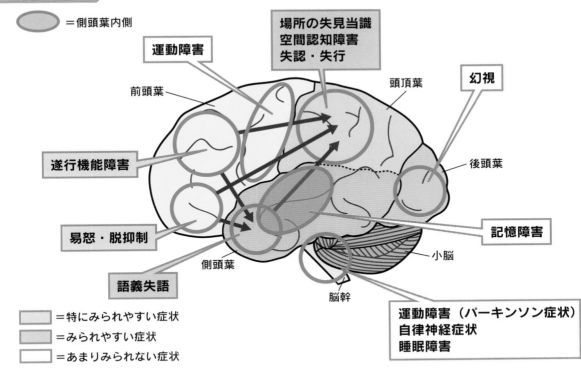

⬭ ＝側頭葉内側

運動障害

**場所の失見当識
空間認知障害
失認・失行**

幻視

前頭葉

頭頂葉

後頭葉

遂行機能障害

記憶障害

小脳

易怒・脱抑制

側頭葉

語義失語

脳幹

**運動障害（パーキンソン症状）
自律神経症状
睡眠障害**

▢ ＝特にみられやすい症状

▢ ＝みられやすい症状

▢ ＝あまりみられない症状

症状の経過

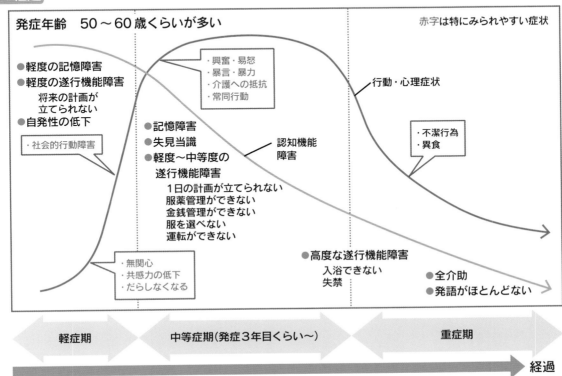

発症年齢　50～60歳くらいが多い

赤字は特にみられやすい症状

- 軽度の記憶障害
- 軽度の遂行機能障害
　将来の計画が
　立てられない
- 自発性の低下

・社会的行動障害

・興奮・易怒
・暴言・暴力
・介護への抵抗
・常同行動

行動・心理症状

- 記憶障害
- 失見当識
- 軽度〜中等度の
　遂行機能障害
　1日の計画が立てられない
　服薬管理ができない
　金銭管理ができない
　服を選べない
　運転ができない

認知機能
障害

・不潔行為
・異食

・無関心
・共感力の低下
・だらしなくなる

- 高度な遂行機能障害
　入浴できない
　失禁

- 全介助
- 発語がほとんどない

軽症期　　中等症期（発症3年目くらい〜）　　重症期

経過

全経過は10年未満のケースが多い

行動異常型前頭側頭型認知症の重症度分類

	行動障害	基本的日常生活動作	手段的日常生活動作
軽症期	●家族などに対する愛情が希薄化、欠如	●変化なし	●手紙・文書のやり取り、管理が困難 ●資金運用の計画が困難
中等症期	●知らない場所で混乱する ●興奮しやすい、落ち着きがない ●甘いものを好むようになる ●非協力的になる ●日付が混乱する ●同じものばかり食べる ●衝動的になる	●適切な衣服を選択できない	●運転能力の低下 ●家事能力の低下 ●電話がかけられない ●資金運用に興味がなくなる ●以前と同じように食事の計画が立てられない ●買い物が適切にできない ●食事の用意に管理が必要 ●家事に促しが必要 ●食事の用意に促しが必要 ●服薬に促しが必要 ●趣味、娯楽活動に促しが必要
重症期		●食事のマナーが不適切 ●食事を出されない限り食べない	●服薬量の介助が必要 ●金銭管理ができない
高重症期		●1人で家で過ごせない ●刃物等を適切に扱えない ●トイレ（排尿）に行くタイミングを判断できない	
極期		●寝たきり状態	

Mioshi E, Hsieh S, Savage S, et al. Clinical staging and disease progression in frontotemporal dementia. *Neurology* 2010；74：1591-1597. より

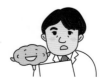

４大認知症の解説が終わったところで、最近話題の軽度認知機能障害（MCI）についても、簡単にふれておきましょう。

軽度認知機能障害
mild cognitive impairment（MCI）

1 MCI の定義

当初、MCI は「年齢のわりに物忘れが多いが、生活は破綻していないレベルの物忘れ」のことを指していました。

ところがその後、物忘れ以外の認知機能障害のある人のなかにも認知症に移行するケースがあることがわかってきたため、MCI の定義変更をしたほうがよいのではないかという意見が多くなってきました。そのため、現在では記憶障害以外の認知機能障害も考慮して、**「年齢のわりに認知機能（記憶・言語・遂行機能・注意・視覚認知などのうち 1 つ以上）が低下しているが、生活が破綻していない」**人を MCI と呼ぶようになっています。

MCI は、さらに記憶障害のある健忘型 MCI と記憶障害がない非健忘型 MCI に分類され、前者はアルツハイマー型認知症や血管性認知症、後者は血管性認知症・レビー小体型認知症・前頭側頭型認知症に移行しやすいともいわれていますが、MCI のなかには認知症に移行するのと同じくらい正常に回復する人がいるという報告も出ています。

2 MCI の診断

実際には、以下①〜③に該当した場合、MCI と診断するのが一般的です。
①認知症チェックリスト ［→ p.56］ に出ているような症状がいくつかみられること
② HDS-R などの認知機能テストの得点がおおむね正常範囲内であること
③ CT・MRI などの画像診断で典型的な認知症疾患の所見がみられないこと

ちなみに、p.56 で紹介した認知症チェックリストには前頭葉・頭頂葉・側頭葉の症状がまんべんなく盛り込まれています。どの症状がどの部位の障害に当てはまるか、予想してみてください。

余談ですが、最近のテレビドラマで認知症の名医が出てきて、患者さんの MRI だけを見て「この患者さん、MCI じゃないかな …」と言っているのを見たことがあります。**MRI だけ見ても MCI の診断はできません。**影響力のあるテレビドラマを作る際は、きちんとした医学監修を入れて、もっとていねいに作っていただきたいと思います。

軽度認知機能障害（MCI）の定義

最初の定義

記憶障害があるが、1人で生活できている人

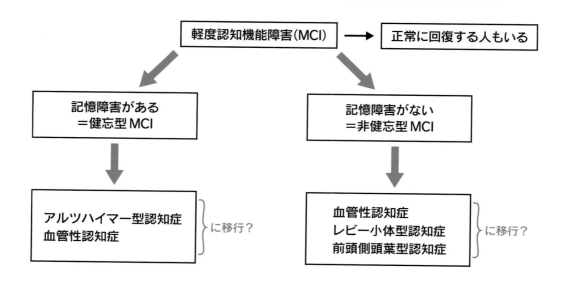

現在の定義

何らかの認知機能（記憶・言語・遂行機能・注意・視覚認知などのうち1つ以上）が
低下しているが、1人で生活できている人

軽度認知機能障害（MCI） → 正常に回復する人もいる

記憶障害がある
＝健忘型MCI

記憶障害がない
＝非健忘型MCI

アルツハイマー型認知症
血管性認知症　　　　　に移行？

血管性認知症
レビー小体型認知症
前頭側頭葉型認知症　　に移行？

認知症チェックリストの一例

① 同じことを言ったり聞いたりする	⑧ 慣れた所で道に迷った
② 物の名前が出てこなくなった	⑨ 財布などを盗まれたと言う
③ 置き忘れやしまい忘れが目立ってきた	⑩ ささいなことで怒りっぽくなった
④ 以前はあった関心や興味が失われた	⑪ 蛇口・ガス栓の締め忘れ、火の用心ができなくなった
⑤ だらしなくなった	⑫ 複雑なテレビドラマが理解できない
⑥ 日課をしなくなった	⑬ 夜中に急に起きだして騒いだ
⑦ 時間や場所の感覚が不確かになった	

＊このチェック項目はあくまでめやすであり、診断するものではありません。

愛知県健康福祉部高齢福祉課：認知症チェックリスト．より転載

［答え］
4、5、6、10、12→前頭葉の障害
7、8→頭頂葉の障害
1、2、3、9、11→側頭葉の障害

③ MCI から認知症への予防

前述のとおり、MCI の患者さんのうち 5 〜 15％が 1 年で認知症に移行する一方、16 〜 40％の患者さんが 1 年で正常に回復するという報告もあることから、**MCI のうちに適切な対応をすれば、認知症に移行するのを防ぐことができるのではないかという意見があります。**しかし、MCI と診断された人のなかには放っておいても認知症にならないタイプの人も一定数いた可能性も否定できません。

また、最近ではアルツハイマー型認知症になる人は、物忘れが出るよりずっと前、40 歳代くらいから脳の中にアミロイド β というタンパク質がたまりはじめているので、その段階から手を打たないと予防できないという説もあります。MCI の状態を発見すれば、認知症への進行を防ぐことができるという単純な話ではないようです。

✁ もっと知りたい！ **認知症の危険因子と防御因子**

認知症の危険因子と防御因子を知って、40 歳代から予防対策を始めましょう。

危険因子　　　　　　　　　　　　　　　防御因子

危険因子	防御因子
老化	運動習慣
運動不足	趣味活動・社会参加
不適切な食生活 （栄養不足・過剰摂取・偏った食事）	ビタミンC・Eが豊富な食品 魚・緑黄色野菜・地中海料理
過度なアルコール	節酒
喫煙	禁煙
APOEε4 遺伝子	高い教育水準
過度のストレス	30 分以下の昼寝 （1時間以上は逆効果）

危険因子	
うつ 難聴 糖尿病 （ATDのリスク1.5倍・VDのリスク2.5倍） 高血圧 （特に中年期）	→ きちんと治療
頭部外傷	
ベンゾジアゼピン受容体作動薬・抗コリン薬 （認知症のリスク約1.5倍）	→ できるだけ使用しない
低教育水準	

● 運動についてはウォーキングがおすすめ
　＊ウォーキングが難しければ、その場ジョギング・雑巾がけ・窓ふき・庭掃除など
　→ 汗をかく程度の運動を 20 分程度、週 3 回以上が理想

● 栄養素は食事で摂ることが大切
　＊各種ビタミン剤・DHA・EPA などのサプリメントの認知症予防効果は現時点では証明されていない

● 節酒については日本酒換算で 1 日 1 合（180mL）以下がめやす
　＊ビール500mL、ウイスキー（ダブル）60mL、焼酎110mL、ワイン180mL

危険因子を避け防御因子を取り入れることで、ある程度認知症の予防が可能です

次のページからは、4 大認知症以外の認知症として、意味性認知症・進行性核上性麻痺・大脳皮質基底核変性症・神経原線維変化型老年期認知症・嗜銀顆粒性認知症の解説をしていきます。

1 意味性認知症
semantic dementia（SD）

　前頭側頭型認知症のバリエーションの1つで、前頭葉の障害に比べて側頭葉の障害が強いのが特徴です。

意味性認知症のイメージ

臨床で出会う頻度 ★ ★
診断の難しさ ★

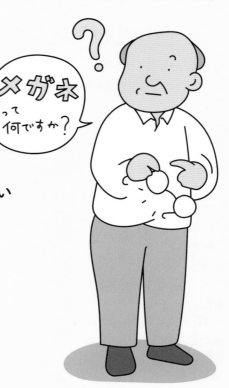

キャラクター分類　**明るい人＋**
歩行障害なし

▶明るく深刻みが少ないイメージ（マイルドな前頭側頭型認知症という感じ）

発症年齢　**50 ～ 60 歳くらいが多い**

性別　**男性にやや多い**

☑ **特徴的な症状**
- ▶**言語理解の障害**
- ▶易怒・興奮・暴言・暴力
- ▶性格変化（身勝手・だらしなさ・無関心）
- ▶常同行動

☑ **その他**
- ▶記憶障害はあまり目立たない
- ▶運動障害は末期までみられない場合が多い
- ▶慣れたスケジュールに合わせて行動するので、通院を忘れたりすることは意外に少ない
- ▶比較的初期から人の顔の区別ができなくなることがある（相貌失認）
- ▶**会話ができなくても困っている感じがない**

意味性認知症の症状と経過

- **主症状は言語理解の障害で、徐々に物と名称が結びつかない語義失語という状態になります。**語義失語になると、諺や比喩表現の意味がわからなくなったり、日常的に使う言葉の意味がわからず「○○ってどういう意味？」と質問したりするようになります。

- 通常側頭葉の障害では、短期のエピソード記憶→長期のエピソード記憶→意味記憶→手続き記憶の順に障害が進んでいきますが、意味性認知症では、まず言葉や漢字などの意味記憶から障害が始まります。これは、アルツハイマー型認知症などでは側頭葉の内側から萎縮が始まるのに対して、意味性認知症では外側から萎縮が始まることが関連しているといわれていますが、いつの間にか話がまったく通じなくなるので、重度のアルツハイマー型認知症と勘違いされることがあります。

- 会話が成り立たなくなるような強い言語理解の障害がある場合でも、エピソード記憶や日時・場所の感覚は意外に保たれていることが多いです。

- **基本的には前頭側頭型認知症の1つなので、**病状が進んでくると易怒などの前頭葉症状や、毎日同じ行動を繰り返す常同行動などがみられるようになってきます。

- 一般的には、発症から3年くらいで前頭葉症状が明らかになってくるといわれていますが、その程度は行動異常型前頭側頭型認知症に比べて軽度で済むことが多いようです。

- 全経過は行動異常型前頭側頭型認知症と同じく10年くらいといわれています。

障害部位別の症状

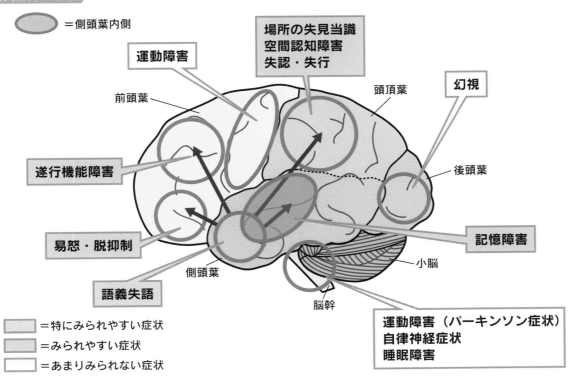

= 側頭葉内側

- 運動障害
- 場所の失見当識 空間認知障害 失認・失行
- 幻視
- 前頭葉
- 頭頂葉
- 遂行機能障害
- 後頭葉
- 易怒・脱抑制
- 記憶障害
- 側頭葉
- 小脳
- 語義失語
- 脳幹
- 運動障害（パーキンソン症状）自律神経症状 睡眠障害

	= 特にみられやすい症状
	= みられやすい症状
	= あまりみられない症状

2 進行性核上性麻痺
progressive supranuclear palsy（PSP）

進行性核上性麻痺のイメージ

臨床で出会う頻度 ★
診断の難しさ ★ ★ ★

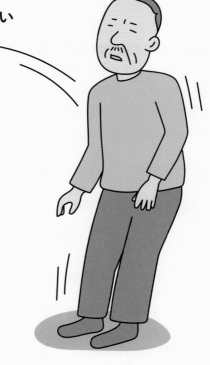

キャラクター分類 ▶ **明るい人 ＋ 歩行障害が強い**
▶明るく、深刻みが少ないイメージ
（マイルドな前頭側頭型認知症とい
う感じ）

発症年齢 ▶ **50 〜 60 歳くらいが多い**

性別 ▶ **男性にやや多い**

☑ 特徴的な症状
- ▶**歩行障害（パーキンソニズム・すくみ 足）**
- ▶**転倒が多い**
- ▶眼球運動障害（特に上下方向）
- ▶易怒・興奮・暴言・暴力
- ▶性格変化（身勝手・だらしなさ・無関心）

☑ その他
- ▶記憶障害はあまり目立たない
- ▶転倒時に手が出ないので、頭や顔に傷ができることが多い
- ▶歩行障害はパーキンソン病に似ているが、抗パーキンソン病薬が効きにくい

進行性核上性麻痺の症状と経過

- 主として大脳基底核、脳幹、小脳といった部位の神経細胞が減少し、異常タウタンパクが蓄積していく病気で、パーキンソン病に似た**歩行障害**で発症します。
- 認知症の症状としては、前頭葉機能の低下がメインで、記憶障害や見当識障害は目立たない場合が多く、マイルドな前頭側頭型認知症という感じです。
- 病期が進むと前頭葉の萎縮が加わり、徐々に認知機能が低下していきます。
- **最大の特徴は、初期からよく転ぶことです。**バランスを崩したときに足を出したりして転ばないように体の位置を調整する姿勢反射が強く障害（**姿勢反射障害**）されるため、突然棒のように転倒します。また、転んだときに手が出ないため、顔にけがをすることが多いのも特徴です。
- 病期が進んでくると**眼球運動障害**が出現し、特に下を見るのが難しくなることに加え、注意力や危険に対する認知力が低下するため、ますます転倒は増えてきます。
- 歩行障害はパーキンソン病に似ていますが、腕の振りは比較的保たれていて、振戦は目立たず、1歩目が出にくい**すくみ足**が特徴的です。
- パーキンソン病では前傾姿勢になりますが、進行性核上性麻痺では初期では**姿勢**がよく、病期が進んでくると首が後ろに反ってきます。
- パーキンソン病に比べるとL-ドーパなどの抗パーキンソン病薬が効きにくく、病状の進行が速いのも特徴です。
- **発症から3年程度で車椅子、5年前後で寝たきりになるケースが多く**、早期から嚥下障害がある症例では生命予後が不良です。

進行性核上性麻痺

ちょっとひと息　はじめての物忘れ外来

　私がはじめて認知症診療に携わったのは、今から25年前、1995年のことです。当時勤務していた病院で精神科と神経内科の持ち回りで「物忘れ外来」を始めようということになったのです。このころはまだ最初の抗認知症薬であるアリセプト®もなく、認知症という言葉もありませんでした。「物忘れ外来か…。自分の物忘れを過剰に心配した神経質な人が来るんだろうな…」と高をくくっていた私の前に現れたはじめての患者さんは、1人でいらっしゃったのに自分の来院理由も説明できない方でした。何を聞いても、「あぁ、わからねえなぁ…」としか言いません。まったく診察にならないことに困った私は、ご家族に電話をしました。運よくご家族と電話がつながり、そこで得られた情報は①耳が悪くなったようで最近会話がかみ合わない、②毎日お昼前に散歩に出て行って近所の公園であんパンを食べて帰ってくる、③道に迷うことはない、④本人は困っていないようだが気になったので物忘れ外来を予約した、というものでした。本書をここまで読んだくださったみなさんは、この患者さんの診断はできますね？　そう、典型的な「意味性認知症」です。

　しかし、当時はこんな病名はまだありません。それどころか前頭側頭型認知症の概念も整っていませんでした。とりあえずMRIの予約を取って、指導医の先生に相談すると、「あぁ、語義失語の症状だね。側頭葉型のピック病だと思うよ。痴呆症専門の病院に紹介だね」と言われました。

　後にこの外来で私は、着衣失行で発症した大脳皮質基底核変性症の患者さんを診察することになります。携わっていたのは2年間でしたが、インパクトの強い経験でした。

障害部位別の症状

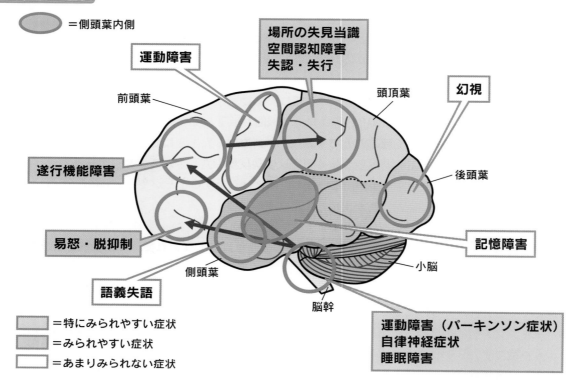

⬭ ＝側頭葉内側

運動障害

**場所の失見当識
空間認知障害
失認・失行**

幻視

前頭葉

頭頂葉

後頭葉

遂行機能障害

記憶障害

易怒・脱抑制

小脳

側頭葉

語義失語

脳幹

**運動障害（パーキンソン症状）
自律神経症状
睡眠障害**

▢ ＝特にみられやすい症状
▢ ＝みられやすい症状
▢ ＝あまりみられない症状

症状の経過

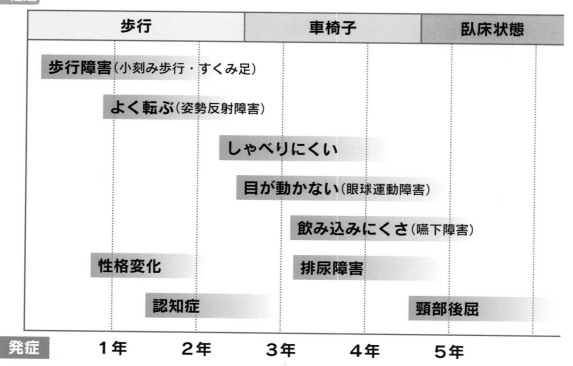

歩行	車椅子	臥床状態

歩行障害（小刻み歩行・すくみ足）

よく転ぶ（姿勢反射障害）

しゃべりにくい

目が動かない（眼球運動障害）

飲み込みにくさ（嚥下障害）

性格変化

排尿障害

認知症

頸部後屈

発症	1年	2年	3年	4年	5年

大脳皮質基底核変性症
corticobasal degeneration（CBD）

大脳皮質基底核変性症のイメージ

臨床で出会う頻度 ★
　診断の難しさ ★ ★ ★ ★

キャラクター分類 **さまざま＋歩行障害あり**

▶前頭側頭型認知症っぽい人もいれ
　ば、レビー小体型認知症っぽい人
　もいる

発症年齢 **40 〜 80 歳代までと幅広い**
（60 歳代が最多）

性別 **女性にやや多い**

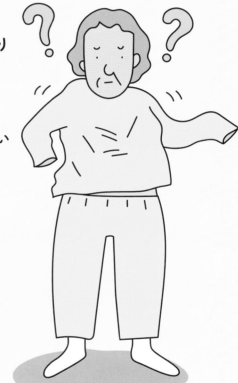

☑ 特徴的な症状
　　▶**肢節運動失行**（手先が不器用になる）
　　▶**構成失行・着衣失行**
　　▶歩行障害（パーキンソニズム）

☑ その他
　　▶記憶障害はあまり目立たない
　　▶病気の進行や症状の出方に個人差が大きい
　　▶症状や画像診断で左右差がみられる

PART 2
認知症の分類

進行性核上性麻痺・大脳皮質基底核変性症

63

大脳皮質基底核変性症の症状と経過

- 病理学的には進行性核上性麻痺と同じ病気ですが、進行性核上性麻痺に比べて大脳皮質の障害が目立つのが特徴です。
- 大脳皮質の中でも特に前頭葉と頭頂葉の障害が強く、**どちらかの手が使いにくくなる**肢節運動失行**で発症し、その後パーキンソン病に似た**歩行障害**や前頭葉症状が加わるパターンが多い**です。
- 頭頂葉の障害が強いので、**構成失行や着衣失行**も比較的早期からみられることがあります。
- **大脳皮質の障害に左右差がみられることが多く**、画像診断での左右差のある脳萎縮が診断の決め手になることがあります。
- 歩行障害は、進行性核上性麻痺に似て腕の振りは比較的保たれていて、振戦は目立ちません。
- **動作緩慢・無動**がメインで、転倒はそれほど多くない印象です。
- 病気の進行や症状の出方には個人差が大きく、診断が困難な症例も多いです。
- 発症からの全経過は 6 〜 8 年前後とされています。

障害部位別の症状

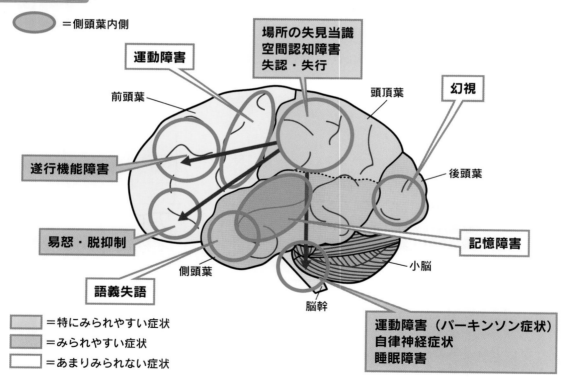

= 側頭葉内側

運動障害

場所の失見当識
空間認知障害
失認・失行

幻視

前頭葉

頭頂葉

遂行機能障害

後頭葉

易怒・脱抑制

記憶障害

側頭葉

小脳

語義失語

脳幹

運動障害（パーキンソン症状）
自律神経症状
睡眠障害

= 特にみられやすい症状
= みられやすい症状
= あまりみられない症状

4 神経原線維変化型老年期認知症
senile dementia of the neurofibrillary tangle type（SD-NFT）

- 大脳皮質にアミロイドβの沈着がほとんどなく、神経原線維変化しか存在しないタイプの認知症です。
- アルツハイマー型認知症に比べると、アミロイドβの沈着による障害が少ないぶん認知機能の低下が現われるのが遅れるため、85歳以上になってから発症する症例が多いといわれています。
- 進行も緩徐で、主症状は記憶障害です。
- MCIから軽度障害にとどまる例も多く、行動・心理症状も少なく人格も比較的保たれるため、イメージとしては**高齢発症のマイルドなアルツハイマー型認知症**という感じです。
- 生前診断は不可能なので、軽度のアルツハイマー型認知症として診療を受けている患者さんがほとんどだと思います。現在のところ、対応もそれで大きな問題はないようです。

5 嗜銀顆粒性認知症
argyrophilic grain dementia（AGD）

- 大脳皮質にアミロイドβの沈着や神経原線維の変化がほとんどなく、嗜銀顆粒のみがみられる認知症です。
- 神経原線維変化型老年期認知症と同様に、85歳以上の高齢発症が多いとされ、記憶障害が軽度で進行が緩徐ですが、興奮性の行動・心理症状がみられやすいのが特徴です。
- 神経原線維変化型老年期認知症が高齢発症のマイルドなアルツハイマー型認知症なら、嗜銀顆粒性認知症は**高齢発症のマイルドな前頭側頭型認知症**というイメージです。
- 生前診断は不可能なので、軽度のアルツハイマー型認知症または前頭側頭型認知症として診療を受けている患者さんがほとんどだと思います。現在のところ、対応もそれで大きな問題はないようです。

> この2つの疾患は生前診断ができないので頻度はわかりませんが、アルツハイマー型認知症や前頭側頭型認知症と診断された患者さんのなかには、じつはこれらの疾患の患者さんも結構混ざっている気がします。

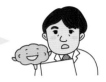

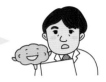

最後に、治療可能な認知機能低下を示す疾患をいくつか紹介します。これらの疾患は、**適切な治療によって認知機能が改善する可能性がありますので、見逃さないように気をつけなければいけません。**

1 正常圧水頭症
normal pressure hydrocephalus（NPH）

- 60歳代以上の発症が多く、男女差はみられません。
- クモ膜下腔や脳室に脳脊髄液が過剰にたまり、まわりの脳を圧迫する病気で、はっきりとした原因はわかっていません。
- **主な症状は、歩行障害・認知症・切迫尿失禁です。**
- 大脳皮質が直接障害されるというより、たまりすぎた脳脊髄液による圧迫によって大脳白質が障害されることが多いため、血管性認知症のように記憶障害はあまり目立たず、前頭葉の機能低下による**遂行機能障害**や**自発性の低下**、歩行障害を中心とした運動機能の低下がみられます。
- 歩行障害は足を大きく広げてすり足で前に進むもので、小刻み歩行のパーキンソン病とは異なります。
- 切迫尿失禁は前頭葉の機能低下が原因で、排尿をがまんできなくなるために起きますが、主症状のなかでは最後に現れることが多いです。
- 脳脊髄液のたまりすぎが原因なので、たまった脳脊髄液を脳室から持続的に腹腔内に流す髄液シャント術を行うと症状が改善することがあり（改善率は報告によって3〜7割と開きがある）、治る認知症の1つとされています。
- 2〜3か月の間に急激に尿失禁やすり足歩行が進むことが、この病気を疑うポイントの1つです。**腰椎穿刺によって30mL程度の脳脊髄液を排除するタップテストを行い、歩行障害などの症状が改善すれば、ほぼ確定診断**です。

障害部位別の症状

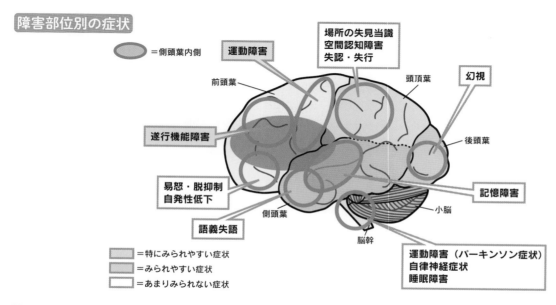

= 側頭葉内側

運動障害

場所の失見当識
空間認知障害
失認・失行

幻視

前頭葉

頭頂葉

遂行機能障害

後頭葉

易怒・脱抑制
自発性低下

記憶障害

側頭葉

小脳

語義失語

脳幹

運動障害（パーキンソン症状）
自律神経症状
睡眠障害

= 特にみられやすい症状
= みられやすい症状
= あまりみられない症状

検査画像（CT）の例

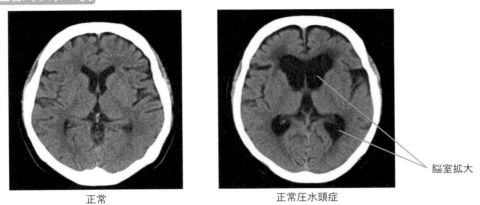

正常　　　　　　　　　　正常圧水頭症

脳室拡大

画像提供：高橋伸明先生（医療法人みつや会 新八街総合病院 院長）

歩行の特徴

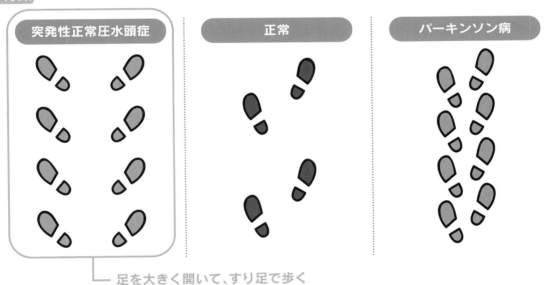

| 突発性正常圧水頭症 | 正常 | パーキンソン病 |

足を大きく開いて、すり足で歩く

タップテスト

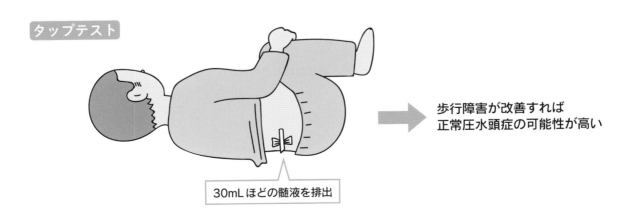

30mLほどの髄液を排出

歩行障害が改善すれば
正常圧水頭症の可能性が高い

2 慢性硬膜下血腫
chronic subdural hematoma (CSDH)

頭をぶつけたりしたときに頭蓋骨と脳の間に血の固まり（血腫）ができ、それが徐々に拡大することで脳が圧迫され、**頭痛・血腫の反対側の手足の運動障害・認知機能低下**などの症状がみられる病気です。

頭部打撲の3週間後くらいから徐々に症状が進行してくるのが特徴です。患者さんも家族も覚えていないようなごく軽度の頭部打撲でも血腫ができることがあるので、急に言動がおかしくなった患者さんでは、頭部CTで血腫の有無を確認する必要があります。

特に運動障害が出やすい血管性認知症やレビー小体型認知症、進行性核上性麻痺などでは、転倒しやすいことに加え、本人が転倒したことを覚えていないことがあるので、注意が必要です。飲酒歴があり、徘徊癖のある男性患者さんではさらにリスクが高まります。

治療は血腫の除去なので、診断したら脳神経外科を受診することになります。

慢性硬膜下血腫

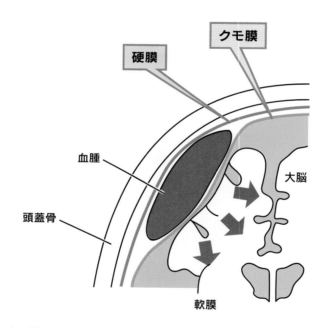

血腫による脳への圧迫で、頭痛・歩行障害・認知症などの症状が徐々に現れます。

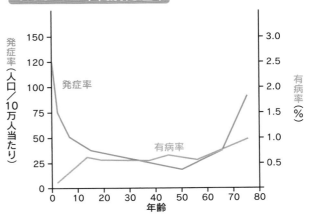

3 一過性てんかん性健忘
transient epileptic amnesia（TEA）

てんかんは子供や若年者の病気というイメージがありますが、じつはてんかんの発症率は60歳を超えるころから急速に上昇し、高齢化に伴い右肩上がりになっています。

しかも、**高齢発症のてんかんは明らかなけいれん発作を伴わないことが多いため、家族にも医師にも気づかれにくい**という特徴があります。高齢者のてんかんで多いのは側頭葉てんかんという部分発作で、幻臭や腹部の不快感といった症状に続いて起こる**短時間の意識消失**が主症状です。典型例では、口をぺちゃぺちゃ動かしたり、手足を動かしたりする**自動症**がみられることが多いのですが、高齢者の場合はこの症状が目立たないことがあります。

発作の頻度は月に1回程度が多く、意識消失があるときは声かけに反応しなかったり、その間の記憶がなかったりするので、周囲から認知症になってしまったのではないかと思われて医療機関を受診するケースがあります。

MCIや認知症の患者さんに発症することもあり、医療関係者は見過ごさないように気をつけなければなりません。ポイントは以下のとおりです。

- ●**比較的急速に短時間の記憶障害が頻回に起きるようになった**
- ●**記憶障害がないときはこれまでと大きな違いはない**
- ●**ときどき一点を見つめてボーっとしていて、声かけに反応しないときがある**

これらの症状がみられたら、てんかんによる記憶障害の可能性を考えて、脳波検査などを行ったほうがいいでしょう。一過性てんかん性健忘では約3割の患者さんで脳波異常がみられるといわれています。

一過性てんかん性健忘は、抗てんかん薬に比較的よく反応するので、適切に治療すれば、発作がなくなることも十分期待できます。使用する抗てんかん薬はレベチラセタム（イーケプラ®）・カルバマゼピン（テグレトール®）多く、テグレトール®なら200mg以下の少量でコントロールできることが多いといわれています。

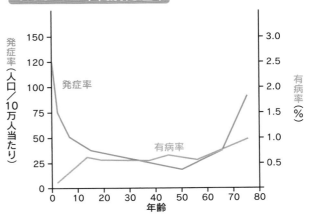

てんかんの年代別発症率

縦軸左：発症率（人口／10万人当たり）
縦軸右：有病率（％）
横軸：年齢

4 甲状腺機能低下症
hypothyroidism

　甲状腺機能低下症は、慢性的な甲状腺の炎症などにより甲状腺ホルモンが出なくなる病気です。**活動性が大きく低下するとともにむくみや全身のだるさなどが現われ、活気がなくなってきます。**男性よりも女性に多く、全身のむくみ・皮膚の新陳代謝の低下・寒がり・体重の増加を伴う食欲低下・易疲労感・脱毛・便秘・自発性低下などさまざまな症状がみられます。ボーっとしていて活動性も低下するため、認知症と間違えられることがあります。

　血液検査で遊離 T4 低値および TSH 高値を確認し、レボチロキシンナトリウム水和物（チラーヂン®）投与などの適切な治療を行うと症状は改善します。

甲状腺機能低下症の症状

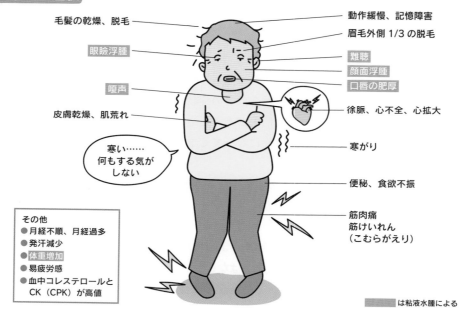

毛髪の乾燥、脱毛
眼瞼浮腫
嗄声
皮膚乾燥、肌荒れ
動作緩慢、記憶障害
眉毛外側 1/3 の脱毛
難聴
顔面浮腫
口唇の肥厚
徐脈、心不全、心拡大
寒がり
便秘、食欲不振
筋肉痛
筋けいれん
（こむらがえり）

寒い……
何もする気が
しない

その他
● 月経不順、月経過多
● 発汗減少
● 体重増加
● 易疲労感
● 血中コレステロールと
　CK（CPK）が高値

▨ は粘液水腫による

5 ビタミン B12・葉酸欠乏症

　ビタミン B12・葉酸欠乏症では、無効造血による大球性貧血を伴うことが多いですが、貧血がなくても記憶障害・注意障害・思考緩慢などの認知機能低下がみられることがあります。**特に胃がんなどで胃の手術をしたことのある患者さん**では、ビタミン B12 の吸収障害がみられることが多いです。認知機能低下が疑われる場合は血液検査でビタミン B12 と葉酸を測定し、不足がある場合は補充療法を行うことで症状が改善することがあります。

6 その他

脳腫瘍や薬物、梅毒、ビタミン B₁ 欠乏症、アルコールの影響などで認知症のような症状が出ることがあります。こうした病気を早く見つけて治療を始めるためにも、「認知症だと思うけど原因がよくわからないな…」と思ったら、早めに専門医を受診することが大切です。

もっと知りたい！ 若年性認知症

認知症は一般的には高齢者に多い病気ですが、65 歳未満で発症した場合は若年性認知症と診断されます。その内訳は報告によっても少し違いますが、日本では血管性認知症が多いとされています。

それぞれの疾患の特徴は、基本的には高齢者と同様ですが、アルツハイマー型認知症では若年で発症する患者さんのほうが脳萎縮・進行は速いといわれています。また、若年性認知症の患者さんは体力があるためか、高齢発症の認知症に比べて行動障害が強く現われやすいという意見もあります。

患者さんは働き盛りの世代なので、本人だけでなく家族の生活への影響が大きいにもかかわらず、その実態は明らかでなく、支援もいまだ十分ではありません。本人や配偶者が現役世代であるため、病気のために仕事に支障が出たり、仕事を辞めることになって経済的に困難な状況になってしまうこともあります。また、子どもが成人していない場合には親の病気が与える心理的影響が大きく、教育、就職、結婚などの人生設計が変わることになりかねません。

若年性認知症については、現在各都道府県で相談窓口を設けるなどの対策が進みつつありますが、企業や医療・介護の現場でもまだ認識が不足しているのが現状です。

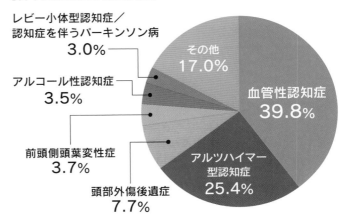

【若年性認知症の原因疾患】

- レビー小体型認知症／認知症を伴うパーキンソン病 3.0%
- その他 17.0%
- アルコール性認知症 3.5%
- 血管性認知症 39.8%
- 前頭側頭葉変性症 3.7%
- 頭部外傷後遺症 7.7%
- アルツハイマー型認知症 25.4%

厚生労働省：「若年性認知症の実態と対応の基盤整備に関する研究」の調査結果の概要，若年性認知症の実態等に関する調査結果の概要及び厚生労働省の若年性認知症対策について，2009．
https://www.mhlw.go.jp/houdou/2009/03/h0319-2.html（2020.6.1. アクセス）

認知症の場合、65 歳未満でも 40 歳以上であれば、特定疾患として介護保険が利用できます。

もっと知りたい！ 混合性認知症

　これまで、認知症の原因となる代表的な疾患を紹介してきましたが、これらの疾患は常に単独で発症するとは限りません。

　下の図は、代表的な認知症の発症年齢と患者数の関係を模式的に示したものですが、若年性認知症は単独の疾患で経過することが多いのに対して、年齢が上がるほど複数の疾患が合併するケースが増えてくることがわかると思います。特にほぼすべての疾患が出そろう80歳代以降は、2つ以上の認知症を併せもつ混合性認知症の可能性が高くなります。

【代表的な認知症の発症年齢と患者数】

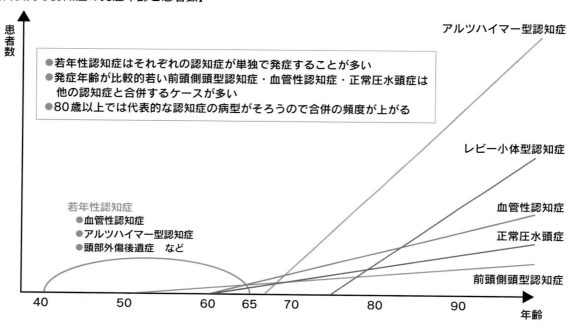

混合性認知症の特徴としては、以下のようなものがあります。

- 高齢になるほど混合性認知症になりやすい
- 頻度の高いアルツハイマー型認知症、血管性認知症、レビー小体型認知症のどれかで発症して、徐々に他の病態が加わってくる場合が多い
- アルツハイマー型認知症と血管性認知症の合併の頻度が最も高い
- 前頭葉機能は老化とともに徐々に低下していくため、高齢になるほど前頭側頭型認知症に類似した症状が現れやすくなる
- 正常圧水頭症の発症年齢は比較的若く、どんな人にも発症するケースがあるため、他の認知症の陰に隠れてひっそり進行している場合がある

　混合性認知症の患者さんに接する場合は、これらの特徴をふまえたうえで、それぞれの認知症でみられやすい特徴をチェックして、どの疾患の要素が強いのかをしっかり把握しておく必要があります。

認知症の診断

ここでは、「物忘れ」を訴えて来院した患者さんをどのように認知症と診断し、病型分類を行っているのかを、当院の実際の診療の流れに沿って解説していきます。

現場で使える問診票や短時間でできる認知機能検査のやり方、代表的な認知症疾患の画像診断の特徴についてもわかりやすくまとめてありますので、ポイントを頭に入れておきましょう。

POINT

1 初診時 問診票から認知症の 可能性を探る

診察前に、家族に初診時問診票を記入してもらい、それをもとに、どのような認知症の可能性があるか予想します。

認知症の診断手順に決まったやり方はありませんが、その場の思いつきで患者さんに対応するよりも、**自分なりの診療の流れをつくっておくと効率的に診断が進み、見逃しも少なくなります。**
ここでは私が診療所で行っている診断手順を紹介します。

初診時問診票①（家族用）

❶物忘れなどの症状が出てきたのは何年前からですか？

（ひどくなってきた時期ではなく、はじめておかしいと思った時期です）

→（　　　）年（　　　）か月くらい前から

❷物忘れ以外の症状で思い当たるものすべてに○をつけてください。

①落ち着かない　②失くしものが多い　③物忘れを認めない　④性格が変わった　← 前頭側頭型認知症で多い

⑤怒りっぽくなった　⑥妄想（被害妄想・物盗られ妄想）　⑦幻覚（幻視・幻聴）　← レビー小体型認知症で多い

↳ アルツハイマー型認知症で多い

↳ 血管性認知症で多い

❸上記以外の症状はありますか？

ない

ある　①歩行が不安定になった　②食事中によくむせる　③日中寝てばかりいる

④失禁がある

↳ 正常圧水頭症で多い　↳ 血管性認知症で多い　↳ レビー小体型認知症で多い

❹既往歴があれば、○をつけてください。

①脳の手術　②脳梗塞・脳出血　③てんかん　④甲状腺の病気　⑤胃切除　⑥高血圧　⑦糖尿病

⑧うつ病　⑨その他の病気（　　　　　　　　　）

↳ ビタミンB₁₂欠乏症のリスク　↳ 血管性認知症のリスク

❺脳のCT検査やMRI検査はしていますか？

CT検査　①実施（西暦　　　年　　　月）　②未実施

MRI検査　①実施（西暦　　　年　　　月）　②未実施

問診票①の評価の仕方

① **数週間くらいの期間で急速に進行しているなら、正常圧水頭症、慢性硬膜下血腫、一過性てんかん性健忘、他の全身疾患の悪化に伴う認知機能障害、頻度は低いですがクロイツフェルト・ヤコブ病などの可能性も考えないといけません。**

ただし、物忘れはずっと前から進んでいたにもかかわらず、大きな問題がなかったため家族が気づかなかったというパターンもあるので、診察時に詳しく話を聞きます。

② ❶❷❸❺❻はアルツハイマー型認知症、❷❺❻は血管性認知症、❻❼はレビー小体型認知症、❶❹❺は前頭側頭型認知症にみられやすい症状です。

③ ❶❷❹は血管性認知症、❶❷❸はレビー小体型認知症、❶❹は正常圧水頭症にみられやすい症状です。

④ ❶〜❹の病気そのものが認知機能低下の原因になります。
❺があればビタミン B₁₂ 欠乏症が合併している可能性があります。
❻❼があれば血管性認知症を起こしやすいと考えられます。
❽については認知症とまぎらわしいことがあるので、ここに○がついた患者さんは、診察時にうつ病について詳しく話を聞く必要があります。

⑤ 最近の CT や MRI 検査の結果が手元にある場合は見せてもらいます。
これまでに画像検査を受けたことがなければ、正常圧水頭症や慢性硬膜下血腫、脳腫瘍などの有無を確認するために、改めて検査を行います。

もっと知りたい！ **クロイツフェルト・ヤコブ病**

　脳にプリオンという異常なタンパク質が沈着し、神経細胞の機能が障害される病気はプリオン病と呼ばれますが、クロイツフェルト・ヤコブ病（Creutzfeldt-Jakob disease：CJD）は、その代表的なものです。発症頻度は100万人におよそ1人と非常にまれですが、発症すると急速に認知症やミオクローヌスなどの不随意運動が進行し、半年程度で寝たきりになってしまいます。病初期〜中期に脳波や MRI 拡散強調画像で特徴的な所見がみられることが多いので、病名が思い浮かべば診断は可能ですが、残念ながら現時点で有効な治療法はありません。

　プリオンタンパクは感染性があり、その感染機序はわかっていませんが、特殊な例としてこの病気にかかっていた患者さんの角膜や脳硬膜を移植された人で発症した例（医原性 CJD）や、牛海綿状脳症（BSE"狂牛病"）がヒトに感染した疑いのある例（変異型 CJD）があります。

　急激に進む認知症では必ず鑑別診断に入ってくる重要な病気です。

POINT
2 初診時 **認知症のタイプを予想してから診察へ**

問診表の結果から、どのタイプの認知症か、ある程度予想してから診察に入ります。診察室に入ってくるときと診察中の患者さんの様子をみて、キャラクター分類と照らし合わせて、自分の予想と一致しているかどうかを判断します。

認知症のキャラクター分類　　　　　　　　　　　　　　★は臨床で出会う頻度が低い

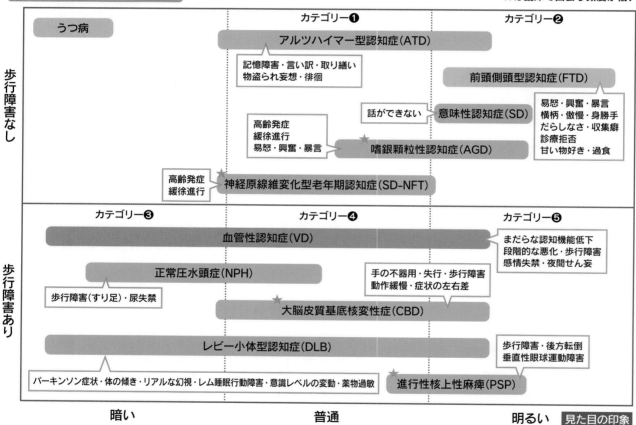

診察の流れ

① **歩行状態をチェック**

歩行障害がある場合

振戦や筋強剛がないかすぐに確認します。

明らかな筋強剛があれば、**レビー小体型認知症**の可能性が高いです。

② **視力や聴力をチェック**

問診票の結果で前頭側頭型認知症が疑わしい場合

言葉の理解が障害されていないかどうかも確認します。

> 例
> ● 視力の検査として少し読み方が難しい漢字（海老、土産など）を音読してもらう
> ● 聴力の検査のふりをして「左手で右の肩を叩いてください」と指示する
> ● 「猿も木から…の続きを言ってください」などと諺（ことわざ）を言ってもらう

POINT

前頭側頭型認知症の場合は、「海老」を「カイロウ」と読んでしまったり、誰でも知っているような諺が出てこなかったり、意味を聞いても「猿が木から落ちるということ」とそのままの意味を答えてしまったりすることがあります。

③ **血圧測定や胸部聴診などの内科的診察**

④ **改訂版 長谷川式簡易知能評価スケール（HDS-R、p.82）やミニメンタルステート検査（MMSE、p.86）を行う**

レビー小体型認知症や前頭側頭型認知症が疑われる場合

患者さんが HDS-R を受けているときに、家族に別の問診票［➡ p.78］を記入してもらいます。

初診時問診票②　レビー小体型認知症が疑われる場合に使用

1. 幻覚がある（過去にも）
2. 妄想がある
3. 夜中の寝言がある（過去にも）
4. 市販の風邪薬などが効きすぎたことがある（薬疹を除く）
5. 意識を失ったことがある（てんかんを除く）
6. 座っているときに　①手が震えている　②体が傾く
7. 誤嚥性肺炎を起こしたことがある
8. 趣味もないほどすごく真面目

初診時問診票③　前頭側頭型認知症が疑われる場合に使用

当てはまるものに○をつけてください
1. 食事のときに何も言わずに家族のおかずを食べてしまうことがある
2. お金を支払わずに商品を持ってきてしまうことがある
3. 最近甘いものばかり食べている
4. スイッチが入ったように急に怒ることがある
5. 外出時に家族の後をついてくる
6. 家の中を落ち着かない様子でウロウロする
7. 毎日同じところに出かけて行き、止めると怒る
8. 鼻歌を歌ったり口笛を吹いたりするようになった
9. 人混みで興奮する
10. 病院での処置（採血や注射）を異常に嫌がる

どちらも3〜4項目ぐらいに該当すると、それぞれの
疾患である可能性が高くなります。

アルツハイマー型認知症が疑われる場合

簡易テスト（キツネ・ハト指パターン模倣テスト、時計描画テストなど）を追加します [→ p.89 ～ 91]。

はじめの問診票で病型の予測がつきにくい場合

上記のテストをすべて行ってもかまいません。

⑤ 検査結果から原因疾患を推測する

POINT

３つの問診票・診察所見・HDS-Rなどの検査結果（手元にあればCTやMRIの所見）から原因疾患を推測します。

POINT

検査の結果が明らかに認知症だとしても、初診の患者さんには「少し物忘れが進んでいますね」程度の説明にとどめます。いきなり認知症と診断されるとショックが大きく、その不安が行動・心理症状悪化の原因となることがあります。

⑥ 甲状腺機能低下症などの内科疾患の有無を確認するため、血液検査を行う

⑦ 画像検査（CT や MRI）が未検査の場合は、検査を予約する

POINT

CTやMRIは、脳血管障害や慢性硬膜下血腫、正常圧水頭症、脳腫瘍などを見落とさないことを目的にしているので、問診や診察で確実に診断がついたと思っても必ず行うようにしています。

POINT

患者さんの行動・心理症状（BPSD）があまりに強い場合は、この段階で投薬を開始する場合もあります（薬の使い方はPART 4参照）。

初診終了

POINT

3 再診時 家族に病名を伝え、治療方針を検討する

　前回の診察結果と血液検査・CT または MRI 検査の結果から、考えられる病名をまず家族に伝えます。その後、患者さんを呼んで治療方針を相談します。患者さんに病名を伝えるかどうかは、患者さんの様子や周囲の状況に応じて判断します。

まとめ ／ 認知症診療で大切なこと

❶治療可能な認知症を見逃さない

　はじめに気をつけるべきことは、認知機能低下を示す治療可能な疾患を、きちんと診断することです。p.66 〜 71 で説明した、正常圧水頭症・慢性硬膜下血腫・一過性てんかん性健忘・甲状腺機能低下症・ビタミン B₁₂ 欠乏症・葉酸欠乏症などの疾患は、適切な治療によって認知機能が改善する可能性があるので、見逃さないようにしなければなりません。

❷レビー小体型認知症と前頭側頭型認知症の可能性を見逃さない

　レビー小体型認知症は p.43 で説明したように薬剤過敏性がある患者さんが多いので、抗認知症薬でも嘔気や歩行障害などの副作用が出やすいという特徴があります。また、前頭側頭型認知症は抗認知症薬で易怒や興奮が悪化することが多いことが知られています。

　この2疾患を、例えばアルツハイマー型認知症と勘違いして治療を始めてしまうと、通常量の抗認知症薬でまったく動けなくなってしまったり、異常に興奮してしまったりと悪化する可能性があります。そのため、当院ではこの2つの疾患を見逃さないように、基本の問診票とは別の問診票 [→ p.78] を用意しています。

❸複数の疾患が疑われる場合は、最も疑わしい疾患を想定する

　認知症は一度診断したら診断名がずっと変わらないというものではありません。年齢が高くなるにつれて複数の認知症を合併する可能性が高くなり、90 歳以上の認知症はほとんどが混合型だと主張する専門家もいるほどです。特に前頭葉機能は健常な人でも年齢とともに低下してくるため、多くの認知症で高齢になると前頭側頭型認知症の要素が加わってくると考えられます。

　複数の疾患が疑われる場合は、とりあえず最も疑わしい疾患を想定してケアを始めていけばよいのです。認知症診療に携わるスタッフは、過去の診断名にとらわれすぎず、現在患者さんのどういう症状が問題になっているのかということを正確に把握し、必要に応じて治療方針や対応を改める柔軟性が必要です。

POINT

① 簡易検査で認知症の程度を大まかに評価する

　認知症の程度を大まかに評価するには、自宅や施設でも簡単にできる認知症の検査を覚えておくと役に立ちます。ここでは、短時間でできる認知機能検査をいくつか紹介します。

本書で紹介する認知症の簡易検査

| 臨床で多く用いられている簡易知能スケール | → | 改訂 長谷川式簡易知能評価スケール（HDS-R） | p.82 |
| | | ミニメンタルステート検査（MMSE） | p.86 |

| アルツハイマー型認知症の検出に役立つテスト | → | キツネ・ハト指パターン模倣テスト | p.89 |
| | | 時計描画テスト | p.90 |

簡単な認知機能検査が正確にできるスタッフは、どこの職場でも重宝されます。
ただし、実際患者さんに接する場合は、いきなりこのようなテストを始めると「馬鹿にされている」と思って気を悪くする人もいるので、失礼のないように十分注意してください。

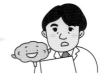

1 改訂 長谷川式簡易知能評価スケール
Revised version of Hasegawa's Dementia Scale (HDS-R)

1	お歳はいくつですか？（2歳までの誤差は正解）			0　1	
2	今日は何年の何月何日ですか？　何曜日ですか？（年月日、曜日が正解でそれぞれ1点ずつ）	年		0　1	
		月		0　1	
		日		0　1	
		曜日		0　1	
3	私たちがいまいるところはどこですか？（自発的にでれば2点、5秒おいて家ですか？　病院ですか？　施設ですか？　のなかから正しい選択をすれば1点）			0　1　2	
4	これから言う3つの言葉を言ってみてください。あとでまた聞きますのでよく覚えておいてください。（以下の系列のいずれか1つで、採用した系列に○印をつけておく）1：a）桜　b）猫　c）電車　2：a）梅　b）犬　c）自動車			0　1	
				0　1	
				0　1	
5	100から7を順番に引いてください。（100－7は？、それからまた7を引くと？　と質問する。最初の答えが不正解の場合、打ち切る）	（93）		0　1	
		（86）		0　1	
6	私がこれから言う数字を逆から言ってください。（6-8-2、3-5-2-9を逆に言ってもらう、3桁逆唱に失敗したら、打ち切る）	2-8-6		0　1	
		9-2-5-3		0　1	
7	先ほど覚えてもらった言葉をもう一度言ってみてください。（自発的に回答があれば各2点、もし回答がない場合以下のヒントを与え正解であれば1点）　a）植物　b）動物　c）乗り物		a：0　1　2		
			b：0　1　2		
			c：0　1　2		
8	これから5つの品物を見せます。それを隠しますのでなにがあったか言ってください。（時計、鍵、タバコ、ペン、硬貨など必ず相互に無関係なもの）		0　1　2		
			3　4　5		
9	知っている野菜の名前をできるだけ多く言ってください。（答えた野菜の名前を右欄に記入する。途中で詰まり、約10秒間待っても答えない場合にはそこで打ち切る）　0～5＝0点、6＝1点、7＝2点、8＝3点、9＝4点、10＝5点			0　1　2	
				3　4　5	
			合計得点		

失見当識の評価 → ATD は苦手

ワーキングメモリーの評価 → DLB・VD・NPH は苦手

短期記憶の評価 → ATD は苦手

→ 言語の流暢性の評価

加藤伸司, 下垣光, 小野寺敦志, 他：改訂長谷川式簡易知能評価スケール（HDS-R）の作成. 老年精神医学雑誌 1991；2：1342. より一部改変して転載

ATD：アルツハイマー型認知症　　DLB：レビー小体型認知症　　VD：血管性認知症　　NPH：正常圧水頭症

HDS-R の使い方

● 1 から順に、患者さんに質問をしていきます。

● 患者さんから質問されても「思ったとおりでいいですよ」と答え、質問に答えないようにするのが原則です。

● 質問した後に、10 秒たっても何も答えられないときは 0 点として、次の検査に進みます。

● 空いているスペースに患者さんの答えをメモしながら、何点取れたかをチェックして合計点を計算します。

【質問するときの注意点】

質問1 生年月日を言うことができても、年齢が言えなければ 0 点です。

質問2 どの順番で聞いてもかまいません。

質問3 回答が地名の場合、「この施設の名前は何ですか」と質問を変えます。病院で検査をするような場合は、病院名を正確に答える必要はありません。自分が今いる場所が本質的に理解できていれば正解です。例えば、私の診療所は山口内科クリニックですが、「山口医院」でも「山口さん」でも OK です。

質問4 必ず 2 パターンのどちらかから選んでください。

質問5 100 − 7 を間違えたら、そこで終わりです。93 から 7 を引くときは「93 から 7 を引くと？」ではなく、「それからまた 7 を引くと？」と聞いてください。

質問6 最初に「1　2　3 を反対から言うと 3　2　1 ですね」などと例を出すのは OK です。

質問7 ヒントは 1 つずつ与えるようにしてください。

質問8 5 つの物品はお互いに関係がない物なら例に挙げられているものでなくてもかまいません。私は「腕時計、鉛筆、鍵、スプーン、歯ブラシ」を使っています。物品は 1 つずつ見せて「これは何ですか？」と確認しながら、患者さんの前に置いていきます。全部並べ終わったときに 1 つずつ患者さんに確認してから、「これからこれを隠します。順番はどうでもいいので何があったか言ってください」と指示します。

質問9 同じ野菜の名前が出てきても、そのまま記録用紙に記載し、重複した物をあとで減点していきます。

HDS-R の各項目の解説と評価方法

●この検査には、合計点が20点以下で認知症の疑いあり（20点：軽度、11〜19点：中等度、10点以下：重度）というめやすがありますが、合計点を評価するだけでは不十分で、**患者さんがどの項目をどのように間違えたか**ということが重要です。

質問 1 〜 3
失見当識（側頭葉・頭頂葉）の評価
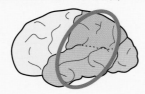

質問 4 〜 6
ワーキングメモリー（前頭葉）の評価
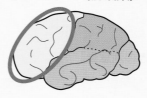

質問 7 〜 8
短期記憶（側頭葉）の評価
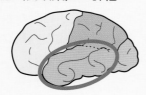

質問 9
言語の流暢性（前頭葉）の評価
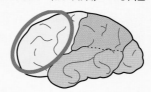

質問 1 〜 3 が苦手なのは… 側頭葉から障害が始まるアルツハイマー型認知症

●他の認知症でも失見当識はある程度みられるのですが、アルツハイマー型認知症の場合はわりと早い時期にこの症状が出てくることがあります。

●できないことに対して「仕事を辞めてから、曜日のことを気にしなくなっちゃったから…」など、もっともらしい言い訳をしたりします。

質問 4 〜 6 が苦手なのは… 前頭葉の障害を合併しやすい血管性認知症やレビー小体型認知症、正常圧水頭症など

●血管性認知症と正常圧水頭症では脳全体に症状が及ぶため、ほかの項目でもまだらに失点がみられることが多いです。

●前頭葉の障害が少し遅れて出てくるアルツハイマー型認知症の患者さんは、この項目はわりと得意です。

※なお、質問4ができない人はほとんどいません。

●特に7の遅延再生はアルツハイマー型認知症の人が最も苦手な質問で、ここの得点が2点以下ならアルツハイマー型認知症の可能性が高いと思われます。

●質問9で同じ例を何度も挙げたりする症状は保続といい、やはりアルツハイマー型認知症でよくみられる症状です。

前頭側頭型認知症では…

●検査にまじめに取り組まなかったり途中で怒って止めてしまったりすることがあるため、きちんとした評価ができない場合があります。

言葉の意味がわからなくなる意味性認知症では…

●言語理解の障害があるため、ADL（日常生活動作）がわりと保たれていても異常に得点が低くなることがあります。

評価のポイントをまとめると…

❶質問1～6まではわりとスムースに答えて、質問7でつまずき、質問8・9でも失点が目立つ
　→アルツハイマー型認知症を疑う
❷質問5・6がうまくできず、7はOK
　→レビー小体型認知症を疑う
❸質問5・6が苦手で、ほかにもポロポロ失点がある
　→血管性認知症・正常圧水頭症を疑う
❹非協力的で検査が適切に行えない→前頭側頭型認知症を疑う
❺ADLのわりに合計点が異常に低い（10点以下など）→意味性認知症を疑う

✚ これに加えて

●アルツハイマー型認知症の人は病識が乏しく、HDS-Rがあまりできていなくても気にしない人が多い
●レビー小体型認知症の人は幻覚やパーキンソン症状などの特徴的な症状を伴いやすい
●血管性認知症の人は物忘れの自覚があり、質問に対して長考し、できないとがっかりする人が多いといった特徴を頭に入れておくと、HDS-Rだけでもある程度認知症のタイプまで予想ができます。

このように、HDS-Rはすぐれたスケールなので、漫然と合計点を計算するだけでなく、患者さんの失点パターンを意識しながら使うようにしてください。ちなみに**合計点20点以下が認知症という基準は、あくまでめやす**です。

初期のアルツハイマー型認知症の患者さんはこの程度の得点は軽くクリアしてしまいます。この基準にこだわりすぎると、早期の認知症を見逃してしまうので注意しましょう。

2 ミニメンタルステート検査
Mini-Mental State Examination (MMSE)

	質問内容	回答	得点
1（5点）	今年は何年ですか	年	
	いまの季節は何ですか		
	今日は何曜日ですか	曜日	
	今日は何月何日ですか	月	
		日	
2（5点）	ここはなに県ですか	県	
	ここはなに市ですか	市	
	ここはなに病院ですか		
	ここは何階ですか	階	
	ここはなに地方ですか（例：関東地方）		
3（3点）	物品名3個（相互に無関係） 検者は物の名前を1秒間に1個ずつ言う その後、被検者に繰り返させる。正答1個につき1点を与える。 3個すべて言うまで繰り返す（6回まで） 何回繰り返したかを記せ　　　回		
4（5点）	100から順に7を引く（5回まで）。 あるいは「フジノヤマ」を逆唱させる		
5（3回）	3で提示した物品名を再度復唱させる		
6（2点）	（時計を見せながら）これは何ですか （鉛筆を見せながら）これは何ですか		
7（1点）	次の文章を繰り返す。「みんなで、力を合わせて綱を引きます」		
8（3点）	（3段階の命令）「右手にこの紙を持ってください」 「それを半分に折りたたんでください」 「机の上に置いてください」		
9（1点）	（次の文章を読んで、その指示に従ってください） 「眼を閉じなさい」		
10（1点）	（なにか文章を書いてください）		
11（1点）	（次の図形を書いてください） 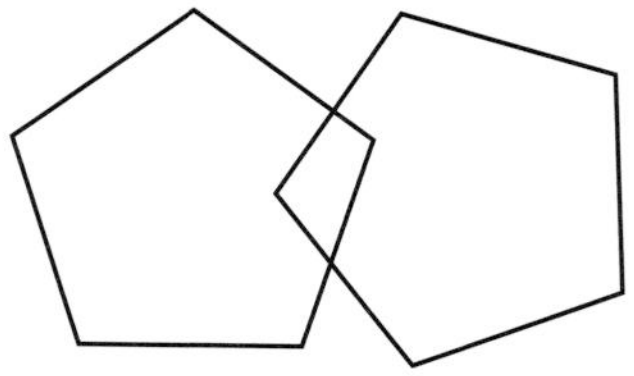		得点合計

失見当識の評価

DLB・VD・NPH は苦手

ワーキングメモリーの評価

短期記憶の評価

視覚失認・言語理解の評価

ワーキングメモリー・失語・失行の評価

短期記憶の評価　ATD・CBD は苦手

ATD は苦手

●総得点は30点で、23／24点が認知症を疑うカットポイントとなる

MMSEの表は、北村俊則：Mini-Mental State Examination（MMSE）．大塚俊男，本間昭 監修，高齢者のための知的機能検査の手引き，ワールドプランニング，東京，1991：35-38．より転載（Folatein MF, Folstein SE, McHugh PR."Mini-Mental State"：a practical method for grading the cognitive state of patients for the clinician. *J Psydhiat Res* 1975；12：189-198.）

ATD：アルツハイマー型認知症　DLB：レビー小体型認知症　VD：血管性認知症　NPH：正常圧水頭症　CBD：大脳皮質基底核変性症

MMSE の使い方

● HDS-R と重複する質問も多いのですが、MMSE には言語機能や空間認識などを評価する質問があり、HDS-R より幅広く脳機能の評価ができます。

● HDS-R は日本でしか使われていませんが、MMSE は世界中で使われています。

● 基本的な使い方は HDS-R とほぼ同じですが、HDS-R にない質問について、実施するときの注意点を挙げておきます。

【実施時の注意点】

質問 1 「今の季節は何ですか」で、季節の切りかわりの時期（3月・6月・9月・11月くらい）の場合はどちらでも OK。「梅雨」「初夏」なども正解とします。

質問 2 「何階ですか？」では、平屋の場合は「1階」が正解です。地方については、その地方の一般的な呼び名であれば正解とします。「首都圏」「上越」「中越」などでも、また県内の一部をさす「県南地方」などでも正解です。

質問 4 HDS-R と違って、途中で誤答になっても最後まで続けます、誤答があっても次の回答が「その数－7」になっていれば正解です。「フジノヤマ」の逆唱については、私は採用していません。

質問 7 指示文は文節で区切らず、ゆっくり一気に読みます。チャンスは1回のみで、間違えたり覚えていなかったりしたら不正解です。

質問 8 紙の大きさは A5（A4 の半分）程度。指示は1回で言い切って、1つの作業ずつ指示してはいけません。右手が使えない人は左手で OK です。

質問 10 述語が存在し、意味がある文を書いた場合は正解。文法や文字の誤りはあっても OK です。

質問 11 2つの図形が、五角形でなかったり、離れていたりする場合は不正解です。

MMSE の各項目の解説と評価方法

質問1〜2	失見当識（側頭葉・頭頂葉）のチェック
質問3〜4	ワーキングメモリー（前頭葉）のチェック
質問5	短期記憶（側頭葉）のチェック
質問6以下	複合課題
質問6	視覚失認（後頭葉）と失語（前頭葉・側頭葉）のチェック
質問7〜10	ワーキングメモリーと失語（前頭葉・側頭葉）、失行（頭頂葉）のチェック
質問11	空間認知機能（頭頂葉）のチェック

● HDS-R にない項目は複合課題のうち7〜11です。**これらの項目は中等度以上の認知症で異常がみられることが多い**ですが、11 は頭頂葉が障害されやすい**アルツハイマー型認知症**や**大脳皮質基底核変性症**では比較的早い時期に異常がみられることがあります。

● 言語理解が早期から障害される**意味性認知症**では、ADL の状態に比べて非常に低い得点になることが多いのは HDS-R と同様です。

● 合計点が 27 点以上で正常、24〜26 点で境界領域（MCI）、23 点以下で認知症が疑われるという基準がありますが、これもめやすとして考えてください。

● MMSE の程度と実際の ADL の関係では、**MMSE が 23 点以下になると ADL の障害が起こりはじめるとされています。18 点以下になると独居が困難となるような ADL の障害が目立ちはじめ、15 点以下となると在宅での独居が困難となってくることが多い**といわれています。

MMSE と ADL の関係

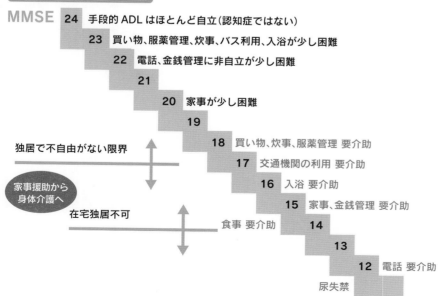

MMSE
- 24　手段的 ADL はほとんど自立（認知症ではない）
- 23　買い物、服薬管理、炊事、バス利用、入浴が少し困難
- 22　電話、金銭管理に非自立が少し困難
- 21
- 20　家事が少し困難
- 19
- 18　買い物、炊事、服薬管理　要介助
- 17　交通機関の利用　要介助
- 16　入浴　要介助
- 15　家事、金銭管理　要介助
- 14　食事　要介助
- 13
- 12　電話　要介助
- 尿失禁

独居で不自由がない限界
家事援助から身体介護へ
在宅独居不可

HDS-RとMMSEのどちらを行う？

私個人の印象としては、「どちらでも OK」だと思います。評価するだけなら HDS-R のほうが簡単ですが、学会などで報告する必要がある場合は、世界中で広く使われている MMSE もしておいたほうがいいでしょう。

3 アルツハイマー型認知症で異常がみられやすい頭頂葉機能の検査

アルツハイマー型認知症では比較的早期から、頭頂葉機能が障害されることが知られています。頭頂葉の障害では空間認知機能の障害がみられやすいことはすでにお話ししましたが、空間認知機能の障害があると、指でつくった形を真似したり、図を描いたりすることが難しくなります。

その特徴を利用して早期にアルツハイマー型認知症などを検出するために考えられたのが、以下に紹介するテストです。

PART 3 認知症の診断

❶ キツネ・ハト指パターン模倣テスト

●オリジナルは群馬大学の山口晴保先生が考案した検査です。特別な道具もいらず、短い時間でできるため、認知症のスクリーニングに大変有用です。ここでは、当院で行っている方法を紹介します。

「キツネ」テスト

●検者は患者さんに、「私の手をよく見て同じ形を作ってください」と1度だけ言ってから、以下の指パターンを患者さんに真似してもらいます。
●10秒待って評価します。

❶ 両手でキツネの形を作ります

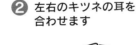

❷ 左右のキツネの耳を合わせます

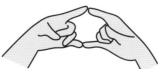

❸ 右手を180度回転させて耳を合わせます

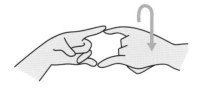

この段階で間違える人は、ほぼアルツハイマー型認知症です

【評価のポイント】
高齢者で、

❶〜❸のすべてに正解すれば…**アルツハイマー型認知症ではない　または　アルツハイマー型認知症だとしてもごく軽度な状態**

❶の段階で間違えるようなら…**アルツハイマー型認知症の可能性が高い**

❷❸ができなければ……………**アルツハイマー型認知症の可能性あり**

アルツハイマー型認知症以外では、やはり頭頂葉が障害されやすい**大脳皮質基底核変性症**の患者さんも、この検査は苦手です。

「ハト」テスト

- 検者は患者さんに、「私の手をよく見て同じ形を作ってください」と1度だけ言ってから、親指を組んで鳩の形を作って患者さんに真似してもらいます。
- 手の甲を患者さん側に向けるのがポイントです。
- 10秒待って評価をします。

【評価のポイント】

◉ ハト正解例

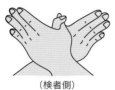

両手背が検者のほうを向いていて、親指が交叉していれば正解

（検者側）

✕ ハト不正解例

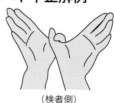

親指は交叉しているが手のひらが検者のほうを向いている

（検者側）

- アルツハイマー型認知症の患者さんでは、初期から手のひらが検者側を向くことが多いのが特徴です。
- その他、頭頂葉が障害されやすい**大脳皮質基底核変性症**やレビー小体型認知症の患者さんも、この検査は苦手です。

ただし、「ハト」テストは「キツネ」テストより難しく、健常な高齢者でも間違える場合があるので、**このテストができない＝認知症というわけではありません。**

2 時計描画テスト

- 高齢者の運転免許更新の際にも行われる有名なテストです。
- 患者さんに時計の絵を描いてもらうだけですが、いろいろなやり方があります。ここでは当院で行っている方法を紹介します。

❶ A4〜B5サイズ程度の白紙と筆記用具（鉛筆やボールペンなど）を用意して患者さんに渡し、「この紙に丸い時計の絵を描いてください。数字も全部書いて、10時10分を指すように針も描いてください」と指示を出します。

❷時計が描けない場合は、大きな円を描いた紙を渡して、「ここに数字を入れて、10時10分を指している時計を描いてください」と指示を出し直します。

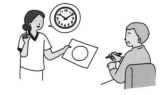

❸それでも描けない場合は、時計の文字盤を描いた紙を渡して、「ここに10時10分を指すように時計の針を描いてください」と指示を出し直します。

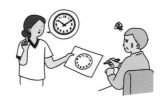

【判定のポイント】

●基本的には空間認知機能を評価する検査なので、頭頂葉が障害されやすい**アルツハイマー型認知症や大脳皮質基底核変性症では、比較的早い時期に異常がみられます。**

●アルツハイマー型認知症では、小さな時計を描く人が多いようで、直径が3cm以下ならほぼ確実にアルツハイマー型認知症だという専門家もいるほどです。

●数字の配列がおかしかったり、12以上の数字を書いてしまったり、針の中心がずれていたり、本数が違ったり、針を描く代わりに数字を丸で囲んだりと一目で変だとわかる時計を描くのもアルツハイマー型認知症の人が多いといわれています。

●レビー小体型認知症でも変な時計を描く人が見受けられますが、**血管性認知症では異常がみられることは少ない**とされています。

アルツハイマー型認知症の人が描いた時計の例

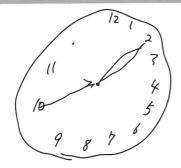

●数字の配列の乱れ

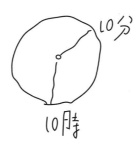

●絵が小さい
●針の位置の異常
●数字が不適切

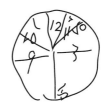

●絵が小さい
●針の位置と本数の異常
●数字の配列の乱れ

キツネ・ハト指パターン模倣テストや時計描画テストは、治療によって認知機能が改善すると、それに合わせてテスト結果も改善することがあります。

POINT 1 認知症の補助検査として、MRI 検査や SPECT 検査を行う

　認知症の補助検査として、MRI 検査や脳血流を測定する SPECT 検査が行われることが多いです。ここでは、認知症の各疾患に特徴的な画像所見を紹介します。

　これらの検査は健常な高齢者でも異常がみられる場合があるので、画像診断の所見に引っ張られて、健常高齢者に「アルツハイマー型認知症ですね…」などと言ってしまうことがないように注意しましょう。**臨床症状と画像診断の所見に乖離がみられるときは、あくまでも症状優先で判断する**ように心がけてください。

認知症の主な画像診断

アルツハイマー型認知症（ATD） p.94	MRI		SPECT	
	側頭葉内側（海馬を含む）の萎縮	側脳室下角の拡大	側頭葉と頭頂葉で脳血流の低下	
	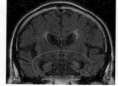冠状断	水平断	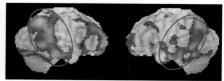右外側面　　左外側面	

レビー小体型認知症（DLB） p.95	MRI		SPECT	
	側頭葉内側：ほぼ正常	側脳室下角：ほぼ正常	後頭葉から頭頂葉にかけて脳血流の低下	
	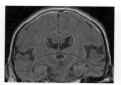冠状断	水平断	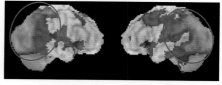右外側面　　左外側面	

血管性認知症（VD） p.96	MRI		
	さまざまなタイプの所見がある		
	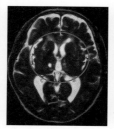多発性ラクナ梗塞	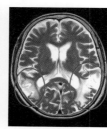多発性皮質梗塞	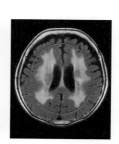ビンスワンガー型脳梗塞

PART 3 の画像の多くは、石渡明子先生（日本医科大学脳神経内科）にご提供いただきました。

前頭側頭型認知症 （FTD） p.97	**MRI** 前頭葉から側頭葉にかけての萎縮 	**SPECT** 前頭葉から側頭葉にかけて脳血流の低下 右外側面　　　　左外側面
意味性認知症 （SD） p.98	**MRI** 左右差のある側頭葉の萎縮 （左側優位の場合が多い） 冠状断　　　　水平断	**SPECT** 側頭葉で脳血流の低下 （左側優位の場合が多い） 右外側面　　　　左外側面
進行性核上性麻痺 （PSP） p.99	**MRI** 第3脳室の拡大（側脳室の拡大を伴わない） がみられる場合も ハチドリサイン　　中脳の萎縮	**SPECT** 前頭葉で脳血流の低下 右外側面　　　　左外側面
大脳皮質基底 **核変性症** （CBD） p.100	**MRI** 頭頂葉に左右差のある萎縮 	**SPECT** 頭頂葉を中心に前頭葉から後頭葉までの広い 範囲で、左右差のある脳血流の低下 右外側面　　　　左外側面
正常圧水頭症 （NPH） p.101	**CT**　　　　**MRI** 脳室やシルビウス裂の拡大 	

1 アルツハイマー型認知症　ATD

① MRI

MRI では**海馬を含む側頭葉内側の萎縮と側脳室下角の拡大**がみられます。海馬の萎縮は有名ですが、前頭側頭型認知症でもみられる所見なので、海馬の萎縮＝アルツハイマー型認知症というわけではありません。

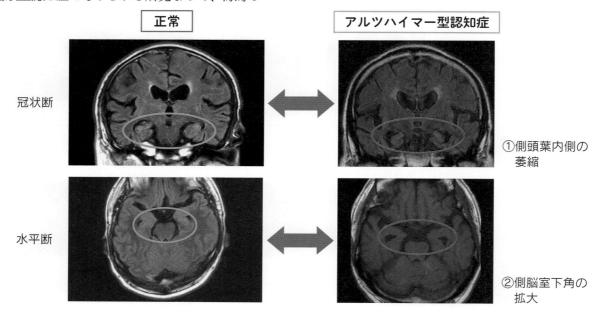

正常	アルツハイマー型認知症

冠状断

水平断

①側頭葉内側の萎縮

②側脳室下角の拡大

② SPECT （¹²³I-IMP・3D-SSP）

MRI で明らかな萎縮がみられるより早い時期に、**側頭葉と頭頂葉で脳血流の低下がみられる**ため、早期診断に有用です。

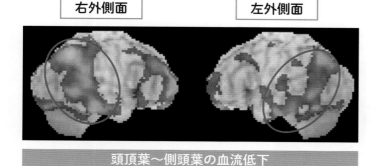

右外側面	左外側面

頭頂葉〜側頭葉の血流低下

血流低下部位

前頭葉　頭頂葉　頭頂後頭溝

後頭葉

側頭葉　小脳

脳幹

2 レビー小体型認知症 DLB

① MRI

MRIでは病期が進むと海馬を含む側頭葉内側の萎縮と側脳室下角の拡大がみられますが、その程度はアルツハイマー型認知症に比べるとごく軽度で

す。**認知機能の低下やパーキンソニズムなどの症状があるにもかかわらず、MRIはほぼ正常**というのが初期のレビー小体型認知症の特徴です。

正常
レビー小体型認知症

冠状断
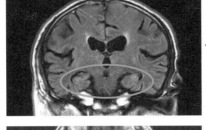
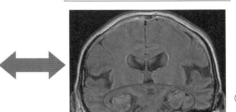

①側頭葉内側：
　ほぼ正常

水平断
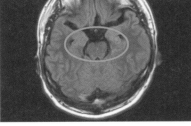
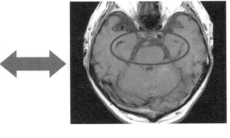

②側脳室下角：
　ほぼ正常

② SPECT（¹²³I-IMP・3D-SSP）

MRIで明らかな萎縮がみられるより早い時期に、**後頭葉から頭頂葉にかけて脳血流の低下がみられ、**早期診断に有用です。レビー小体型認知症でリアル

な幻視がみられることが多いのは、後頭葉の障害が初期から生じるためと考えられています。

右外側面　　　　　左外側面

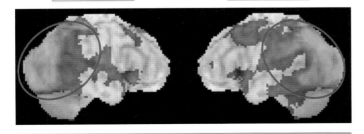

後頭葉～頭頂葉の血流低下

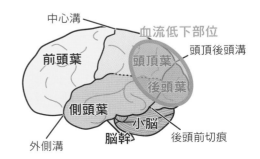

中心溝
血流低下部位
頭頂後頭溝
前頭葉
頭頂葉
後頭葉
側頭葉
小脳
脳幹
後頭前切痕
外側溝

PART 3
認知症の診断

95

3 血管性認知症　VD

① MRI

　血管性認知症の画像診断は、主として MRI で行われます。**臨床的に認知機能低下があり、MRI で症状に見合う脳血管障害がみられる場合に血管性認知症と診断される**ことが多いです。なお、脳血管障害が原因で起こる認知症をまとめて血管性認知症と呼んでいるため、その MRI 所見にはさまざまなタイプがあります。

 ここでは代表的な所見を3パターン紹介します。

多発性皮質梗塞	多発性ラクナ梗塞	ビンスワンガー型脳梗塞
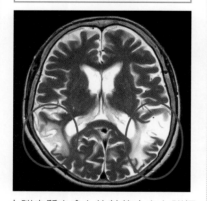	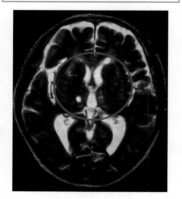	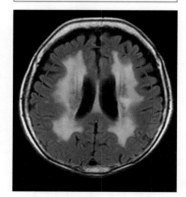
大脳皮質を含む比較的大きな脳梗塞が多発している	大脳基底核や白質に小さな脳梗塞（ラクナ梗塞）が多発している	高血圧が長く続いた患者さんに多いタイプで、慢性的に脳の血流が低下している

　多発性皮質梗塞は、1つ1つの梗塞巣が大きいので症状の変化がわかりやすく、段階的に悪化する経過をとることが多いのですが、**多発性ラクナ梗塞**や**ビンスワンガー型脳梗塞**の場合は症状の変化がわかりにくく、徐々に認知機能が悪化する経過になる場合が多いです。

SPECT については、**脳梗塞のできる場所によって血流が低下する部位が異なる**ため、診断の決定打にはなりません。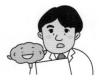

4 前頭側頭型認知症　FTD

① MRI

MRI では**前頭葉から側頭葉にかけての萎縮**がみられます。病期が進んでくると海馬の萎縮も強くみられるようになります。なお、**高齢者では日常生活で**

認知機能の低下がほとんどみられない人でも軽度の前頭葉の萎縮がみられる場合があるので、前頭葉の萎縮＝前頭側頭型認知症というわけではありません。

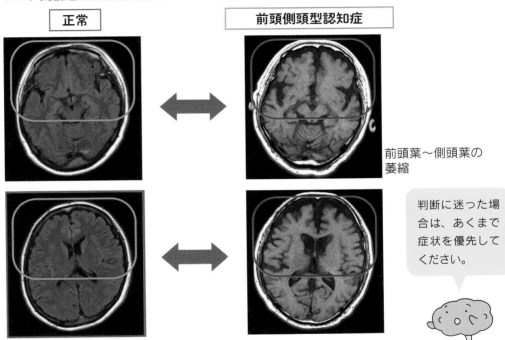

正常

前頭側頭型認知症

前頭葉〜側頭葉の萎縮

判断に迷った場合は、あくまで症状を優先してください。

② SPECT （¹²³I-IMP・3D-SSP）

前頭葉から側頭葉にかけて脳血流の低下がみられます。

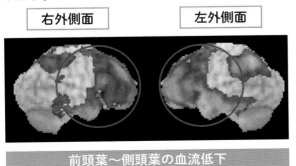

右外側面

左外側面

前頭葉〜側頭葉の血流低下

血流低下部位

中心溝
頭頂後頭溝
頭頂葉
前頭葉
後頭葉
側頭葉
小脳
脳幹
外側溝
後頭前切痕

5 意味性認知症 SD

1 MRI

MRI では**左右差のある側頭葉の萎縮（左側優位の場合が多い）**がみられます。言語機能を担当する

左脳が障害されることで、失語症状が出ると考えられています。

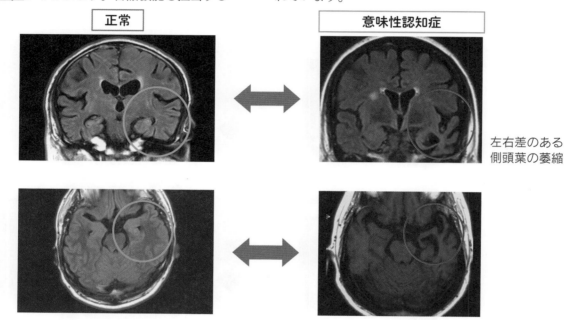

正常 意味性認知症

左右差のある
側頭葉の萎縮

2 SPECT（¹²³I-IMP・3D-SSP）

側頭葉で脳血流の低下がみられますが、MRI と同様に左右差のあることが多いです（左側優位）。

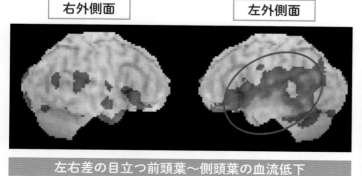

右外側面 左外側面

左右差の目立つ前頭葉〜側頭葉の血流低下

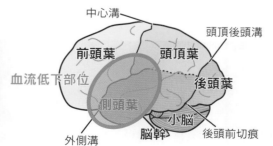

中心溝
頭頂後頭溝
前頭葉 頭頂葉
血流低下部位 後頭葉
側頭葉
小脳
外側溝 脳幹 後頭前切痕

6 進行性核上性麻痺　PSP

1 MRI

MRI では**中脳の萎縮がみられ**、矢状断ではその部分がハチドリのくちばしのようにみえるため、ハチドリサインといわれています。その他、側脳室の拡大を伴わない第3脳室の拡大がみられることがあります。

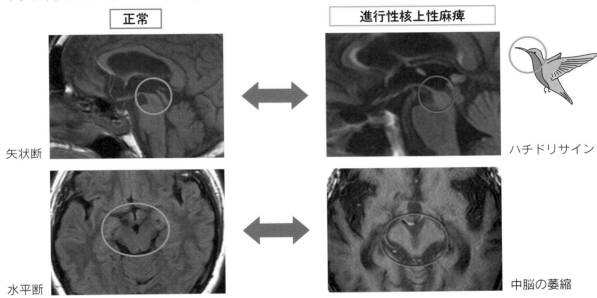

正常 ｜ 進行性核上性麻痺

矢状断

水平断

ハチドリサイン

中脳の萎縮

PART 3
認知症の診断

2 SPECT（^{123}I-IMP・3D-SSP）

SPECT では**前頭葉で脳血流の低下がみられます。**この変化は MRI で前頭葉の萎縮がみられるよりも早い時期に出てきます。麻痺では前頭葉症状がみられることも多く、比較的早期から前頭葉の障害が進んでいると考えられます。

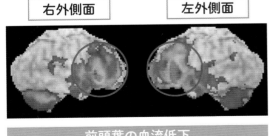

右外側面 ｜ 左外側面

前頭葉の血流低下

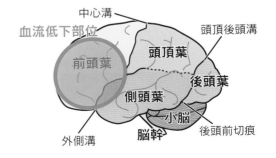

血流低下部位

中心溝
頭頂後頭溝
前頭葉
頭頂葉
後頭葉
側頭葉
小脳
後頭前切痕
外側溝
脳幹

MRI で萎縮がみられる中脳でも血流低下が確認される場合がありますが、中脳は小さいので大脳皮質に比べると血流の評価自体が困難です。

99

7 大脳皮質基底核変性症 CBD

1 MRI

MRI では**頭頂葉に左右差のある萎縮がみられる**ことが多いです。

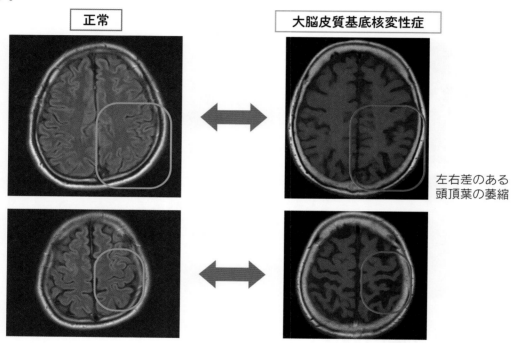

| 正常 | 大脳皮質基底核変性症 |

左右差のある
頭頂葉の萎縮

2 SPECT（^{123}I-IMP・3D-SSP）

SPECT では**頭頂葉を中心に前頭葉から後頭葉までの広い範囲で左右差のある脳血流の低下がみられます。**この変化は MRI で萎縮がみられるよりも早い時期に出てきますので、早期診断に有用です。初期から頭頂葉の障害がみられることが多いので、肢節運動失行や構成失行が初発症状になりやすいです。

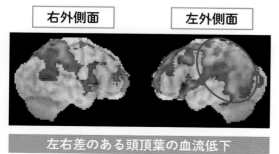

右外側面　　左外側面

左右差のある頭頂葉の血流低下

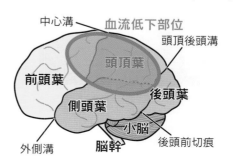

中心溝　血流低下部位
頭頂後頭溝
頭頂葉
前頭葉　　　　後頭葉
側頭葉
小脳
外側溝　　脳幹　後頭前切痕

8 正常圧水頭症　NPH

1 CT・MRI

CT・MRIでは、**皮質の萎縮に不釣り合いな脳室の拡大やシルビウス裂の拡大**がみられます。脳室の拡大の有無については、頭蓋内腔の幅に対する側脳室前角の幅（エバンスインデックス：図のa/b）が

0.3よりも大きいことが1つのめやすになります。

その他、冠状断でみられる高位円蓋部での脳溝の狭小化や脳梁の鋭角化も参考になります。

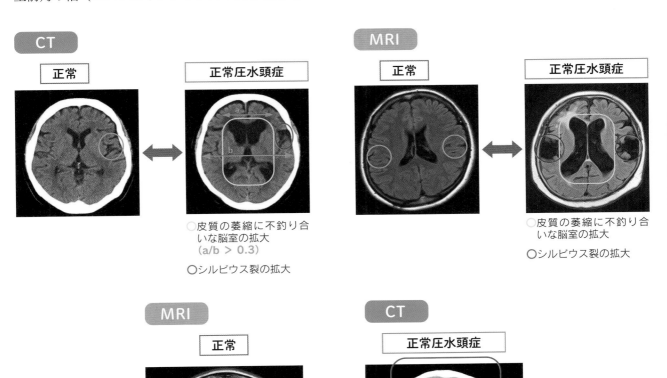

CT

正常　　正常圧水頭症

○皮質の萎縮に不釣り合いな脳室の拡大（a/b > 0.3）

○シルビウス裂の拡大

MRI

正常　　正常圧水頭症

○皮質の萎縮に不釣り合いな脳室の拡大

○シルビウス裂の拡大

MRI　正常　**CT**　正常圧水頭症

○皮質の萎縮に不釣り合いな脳室の拡大

○シルビウス裂の拡大

○高位円蓋部（大脳の上部）での脳溝の狭小化

○脳梁の鋭角化

冠状断なら正常圧水頭症に特徴的な所見がすべて確認できる

画像提供：髙橋伸明先生（医療法人みつや会 新八街総合病院 院長）

COLUMN **認知症を早く見つけるために**

認知症の進行を止める薬はまだ開発されていませんが、多くの認知症の患者さんは早いうちから周囲が適切な対応をして行動・心理症状（BPSD）の出現を予防することで、穏やかな老後を過ごすことができるようになります。一般に、認知症の患者さんが病院を受診するまでの期間は、症状が出始めてから2～3年前後のことが多いといわれています。つまり、認知症を疑って病院を受診するころにはすでにある程度症状が進んでいて、行動・心理症状もみられるようになっているケースが多いということになります。こういったケースの場合、認知機能障害に加えて行動・心理症状にも対応していかなければならないため、薬の使い方も難しく、家族の負担も大きくなります。

具体的には、以下のような症状がみられた場合、患者さんは物忘れのレベルを超えて認知症に進んでいると思われます。暴言・徘徊・妄想などの手のかかる行動・心理症状（BPSD）がみられなくても、近隣の物忘れ外来・精神科・神経内科など認知症の診療を行っている病院の受診を勧めます。

> これがあったら認知症？

❶ 自分の年齢が答えられない
　＊数え年で答える場合もあるので、2歳までの誤差なら正解
❷ お盆や正月などで久々に会ったときの対応や家の様子に違和感がある
　例）①会話がかみ合わない
　　　②家事や趣味でやっていたことをしなくなる
　　　③タンスや押し入れの整理ができていない
　　　④いつも探し物ばかりしている
　　　⑤あまり風呂に入らなくなった　など
❸ 処方された薬が大量に残っている

認知症に対する
薬物療法

　認知症には、アルツハイマー型認知症をはじめとしたさまざまな疾患がありますが、現在これらの認知症の進行を止めることができる薬はまだ開発されていません。

　それでも、認知症の進行を少し遅らせることができる薬や、認知症が原因で起こってくる症状を改善させることができる薬はいくつか存在します。

　本章では、これらの薬の特徴と使い方を紹介します。

POINT 1

抗認知症薬の継続服用は
認知症の進行を少し遅らせる

アルツハイマー型認知症の場合、未治療なら改訂長谷川式簡易知能評価スケール（HDS-R → p.82）が1年で3点くらい低下しますが、抗認知症薬を服用した場合、これが1〜2点くらいになるといわれています。

これを有効とみるか無効とみるかは微妙なところですが、**「抗認知症薬が継続して服用できれば、アルツハイマー型認知症の進行を少し遅らせることができる」**というのが定説になっています。

アルツハイマー型認知症の臨床症状の経過とコリンエステラーゼ阻害薬の効果

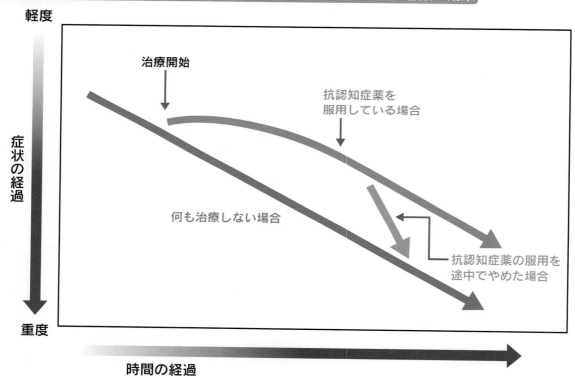

② 抗認知症薬にはコリンエステラーゼ阻害薬とNMDA受容体拮抗薬がある

　認知症では、脳内の神経伝達物質の代謝が乱れることが原因で、神経内の情報伝達がスムースにできなくなっています。**神経伝達物質の代謝の乱れを調節するはたらきをもっている薬が抗認知症薬です。**

　抗認知症薬には、現在3種類の**コリンエステラーゼ阻害薬**と1種類の**NMDA受容体拮抗薬**があります。それぞれの薬の特徴や使い方を説明する前に、まずは認知症の患者さんの脳内で神経伝達物質がどのような状態になっているのかを簡単に説明します。

　認知機能に関連している代表的な神経伝達物質は**ドーパミンとアセチルコリン**です。ドーパミンは主に運動機能や快感などに関連し、足りなくなると運動機能が低下し元気がなくなり、増えすぎると興奮状態になります。アセチルコリンは主に記憶や学習に関連し、足りなくなると認知機能が低下し、増えすぎるとパニックを起こして興奮状態になります。**健常な人の脳では、この2つの神経伝達物質はどちらかが増えすぎたり、足りなくなることがないように、バランスをとっています。**

正常な脳内の神経伝達物質

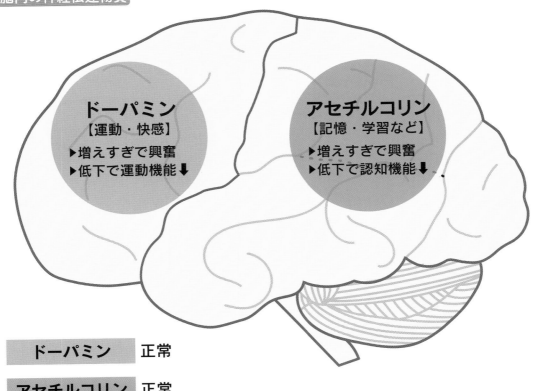

ドーパミン
【運動・快感】
▶増えすぎで興奮
▶低下で運動機能⬇

アセチルコリン
【記憶・学習など】
▶増えすぎで興奮
▶低下で認知機能⬇

ドーパミン	正常
アセチルコリン	正常

ところが、認知症の患者さんの脳ではこのバランスが崩れてしまっています。

認知症のタイプ別のパターンを理解しておくと、

認知症の症状に対して薬を使用したときに、どのような変化が生じるか、ある程度予測できるようになります。

認知症患者の脳内の神経伝達物質

アルツハイマー型認知症

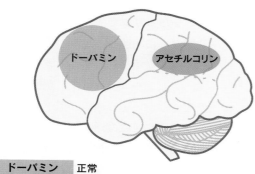

ドーパミン	正常
アセチルコリン	低下 ➡ 認知機能低下

アセチルコリンが不足するため、認知機能が低下する

レビー小体型認知症

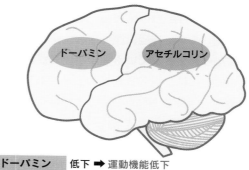

ドーパミン	低下 ➡ 運動機能低下
アセチルコリン	低下 ➡ 認知機能低下

ドーパミンとアセチルコリンの両方が不足するため、運動機能と認知機能の両方が低下する
通常ドーパミンが減るとアセチルコリンは増えるが、レビー小体型認知症では両方が低下するという特殊な状態になっている

（参考）パーキンソン病

レビー小体型認知症の親戚

ドーパミン	低下 ➡ 運動機能低下
アセチルコリン	正常

ドーパミン不足が優位で、アセチルコリンの低下は目立たない

前頭側頭型認知症

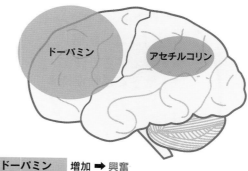

ドーパミン	増加 ➡ 興奮
アセチルコリン	少し低下 ➡ 認知機能低下

ドーパミンが過剰でアセチルコリンが少し低下しているため、興奮と認知機能低下がみられる

血管性認知症は、障害部位によってさまざまなパターンになります。

① コリンエステラーゼ阻害薬

アセチルコリンを分解する**コリンエステラー**ゼという酵素のはたらきを抑えて、脳内でアセチルコリンが足りなくなるのを防ぐ薬です。ア

セチルコリンが足りなくなる**アルツハイマー型認知症やレビー小体型認知症で認知機能低下を遅らせる効果が期待できます。**

コリンエステラーゼ阻害薬のしくみ

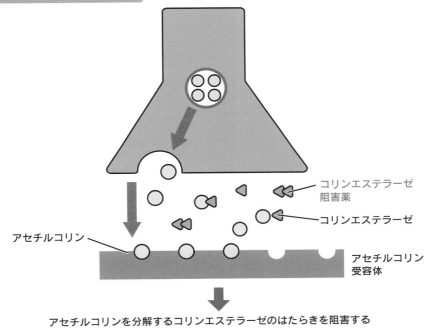

アセチルコリン

コリンエステラーゼ阻害薬

コリンエステラーゼ

アセチルコリン受容体

アセチルコリンを分解するコリンエステラーゼのはたらきを阻害する

脳内のアセチルコリンが足りなくなるのを防ぐ

コリンエステラーゼ阻害薬の代表的な副作用は、アセチルコリンが増えることで、①副交感神経のはたらきが高まり、**吐き気**や**下痢**、**徐脈**、**不整脈**、気道粘液分泌増加などの副交感神経の亢進症状が出やすくなる、②相対的にドーパミンが足りなくなるので**運動障害**が出やすくなる、③効果が強く出すぎて**興奮**状態になることがある、の3つです。

このなかで特に注意しなければいけない副作用は、迷走神経刺激作用による徐脈と不整脈です。まれではありますが、完全房室ブロックなどの重篤な不整脈が出る場合もありますので、**コリンエステラーゼ阻害薬の投与を開始する前に心電図検査を行い、洞不全症候群や心房内・房室接合部伝導障害などがないことを確認しておくことが望ましいと思われます。**

また、運動障害や興奮の副作用は、薬剤過敏性のあるレビー小体型認知症では特に出やすいので注意する必要があります。レビー小体型認知症にコリンエステラーゼ阻害薬を投与する際にはごく少量から開始し、病状に合わせて少しずつ増量していくのが安全です。

コリンエステラーゼ阻害薬の効果

アルツハイマー型認知症

ドーパミン　アセチルコリン

適量投与

正常

▶増えすぎで興奮
▶低下で運動機能↓

ドーパミン【運動・快感】　アセチルコリン【記憶・学習など】

▶増えすぎで興奮
▶低下で運動機能↓

| ドーパミン | 正常 |
| アセチルコリン | 低下 ➡ 認知機能低下 |

| ドーパミン | 正常（投与前と変化なし） |
| アセチルコリン | 正常（投与前より増加） |

➡ 認知機能改善

レビー小体型認知症

ドーパミン　アセチルコリン

適量投与

ドーパミン　アセチルコリン

| ドーパミン | 低下 ➡ 運動機能低下 |
| アセチルコリン | 低下 ➡ 認知機能低下 |

| ドーパミン | 低下（投与前と変化なし） |
| アセチルコリン | 正常（投与前より増加） |

➡ 運動機能はそのままで認知機能改善

失敗！ 過量投与パターン1

失敗！ 過量投与パターン2

ドーパミン　アセチルコリン

ドーパミン　アセチルコリン

| ドーパミン | さらに低下（投与前より低下） |
| アセチルコリン | 正常（投与前より増加） |

➡ 運動機能が悪化して認知機能改善

| ドーパミン | 低下（投与前と変化なし） |
| アセチルコリン | 増加（投与前より大きく増加） |

➡ 運動機能はそのままで興奮状態

現在使用可能なコリンエステラーゼ阻害薬には、ドネペジル塩酸塩（アリセプト®）、ガランタミン臭化水素酸塩（レミニール®）、リバスチグミン（イクセロン®パッチ、リバスタッチ®パッチ）の3種類があります。

それぞれの特徴を簡単に紹介します。

コリンエステラーゼ阻害薬の特徴

ドネペジル塩酸塩（アリセプト®）

適応 ▷ アルツハイマー型認知症・レビー小体型認知症

脳賦活作用 ▷ 強い
- ●自発性の低下している人によい
- ●怒りっぽい人には注意

その他 ▷ 遅れて出てくる歩行障害に注意

ガランタミン臭化水素酸塩（レミニール®）

適応 ▷ 軽度〜中等度のアルツハイマー型認知症

脳賦活作用 ▷ 弱い
- ●怒りっぽい人にも使いやすい

その他 ▷ 嘔気などの消化器症状が強く出る人がいるので注意

リバスチグミン（イクセロン®パッチ・リバスタッチ®パッチ）

適応 ▷ 軽度〜中等度のアルツハイマー型認知症

脳賦活作用 ▷ 中等度

その他 ▷ 幻覚・妄想・歩行障害に効果があることがある
貼布薬なので皮膚障害やはがし忘れに注意

① ドネペジル塩酸塩（商品名：アリセプト®）

認知症の適応

- 最初に実用化された抗認知症薬で、**アルツハイマー型認知症とレビー小体型認知症に保険適用**があります。

用法・用量

- 添付文書では1日量で3〜10mgとなっていますが、5mg以下で維持されることが多いです。

脳賦活作用

- **コリンエステラーゼ阻害薬の中で最も強い**とされています。

副作用・注意点

- 高齢のアルツハイマー型認知症やレビー小体型認知症の患者さんに使用する場合には、吐き気などの消化器症状のほかに、**興奮や歩行障害などの副作用にも注意が必要**です。
- 特に歩行障害は投与開始から半年以上たってから出てくることがあるので、本来歩行障害が出にくいアルツハイマー型認知症の患者さんに歩行障害が出てきたら、アリセプト®の副作用の可能性があります。
- 本来なら薬剤過敏性があるうえに歩行障害の出やすいレビー小体型認知症の患者さんには使用しにくい薬なのですが、少量のアリセプト®を服用することで幻覚や妄想が改善する患者さんもいるので、幻覚や妄想のあるレビー小体型認知症には用量に注意して試してみてもよいでしょう。
- **もともと怒りっぽい患者さんでは、服用することでさらに怒りっぽくなることがあり**、第1選択薬としては不向きです。同様の理由で、前頭側頭型認知症の要素がある患者さんにも不向きといえます。
- 使い方としては、初期投与法が決められていますが、興奮しない範囲で少しずつ増量し、副作用が出たらすぐに減量するのが安全です。
- **「物忘れと易怒のあるアルツハイマー型認知症の人に、アリセプト®を開始。添付文書どおりに5mgまで増量したところ、さらに怒りっぽくなってしまったので10mgへ増量したら、歩けなくなってしまった」**というのが**典型的な失敗例**なので、注意してください。

② ガランタミン臭化水素酸塩（商品名：レミニール®）

認知症の適応

- **軽度から中等度のアルツハイマー型認知症に保険適用**があります。

用法・用量

- 添付文書では8mgで開始して4週間後に16mgに増量、最大1日24mgとなっていますが、16mg以下で維持されることが多いです。

脳賦活作用

- **コリンエステラーゼ阻害薬の中で一番弱く**、興奮することも少ないです。脳賦活作用が弱いので、多少怒りっぽい患者さんにも安全に使用できます。

副作用・注意点

●嘔気と便意が強いのが特徴です。特に嘔気は食事ができないほどひどくなる人もいて、その場合は服薬を中止せざるを得なくなります。初期投与法よりゆっくりしたペースで 4 mg → 8 mg → 12mg → 16mg と少しずつ増やしていくと嘔気も少なく抑えられるようです。

> ガランタミン臭化水素酸塩は、認知機能の改善効果も弱いのではないかという印象をもたれるかもしれませんが、服用開始2年後の認知機能低下がコリンエステラーゼ阻害薬の中で最も少なかったという報告もあります。

③ リバスチグミン

（商品名：イクセロン®パッチ、リバスタッチ®パッチ）

認知症の適応

●**軽度から中等度のアルツハイマー型認知症に保険適用**があります。

用法・用量

●添付文書では 9 mg で開始して 18mg へ増量となっていますが、9 mg まで増量して無効な場合はそれ以上増やしてもあまり効果がない印象です。著効例では 4.5mg から改善傾向がみられます。

脳賦活作用

●**アリセプト®より弱いので**、多少怒りっぽい患者さんにも安全に使用できます。

●**覚醒作用が強く、妄想・幻覚に効くことがあり**、歩行障害が改善する患者さんもいます。そのため、レビー小体型認知症っぽいアルツハイマー型認知症の患者さんに使用すると、認知機能も歩行障害も改善することがあります。

副作用・注意点

●消化器症状や徐脈、興奮、歩行障害などの副作用は、服用開始後の比較的早い時期にみられることが多く、そのような症状が出たら減量または中止を検討します。

●保険適用はありませんが、せん妄状態の患者さんに使用すると覚醒度が上がってせん妄が改善するという報告もあります。

●他のコリンエステラーゼ阻害薬と違って貼付薬なので、**長く使っていると貼ったところがかぶれることがあります。** 皮膚障害予防には、同じところに貼らない、半分に切って2箇所に貼る、貼る場所に皮膚保湿剤のヒルドイド®を塗っておく、発赤部位にはストロングレベルのステロイド軟膏を塗布するなどの工夫が有効です。

② NMDA 受容体拮抗薬

　認知症の患者さんでは、神経細胞のシナプスからグルタミン酸という神経伝達物質が放出される場合があります。この伝達物質が NMDA 受容体にくっつくと、カルシウムイオン（Ca^{2+}）が細胞内に流れ込みます。大量の Ca^{2+} は細胞毒性を示すため、グルタミン酸が増えすぎると神経細胞がどんどん死んでしまいます。この入り口をブロックし、Ca^{2+} の流入を適度に防いでくれるのが NMDA 受容体拮抗薬です。

　NMDA 受容体拮抗薬は、コリンエステラーゼ阻害薬とはまったく別のやり方で認知症の進行を遅らせる薬ですが、現在使用可能なものはメマンチン塩酸塩（メマリー®）しかありません。

NMDA 受容体拮抗薬のしくみ

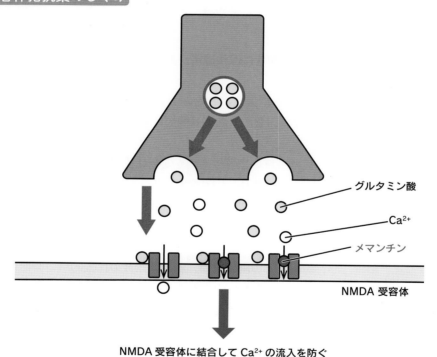

グルタミン酸
Ca^{2+}
メマンチン
NMDA 受容体

NMDA 受容体に結合して Ca^{2+} の流入を防ぐ

NMDA 受容体拮抗薬の特徴

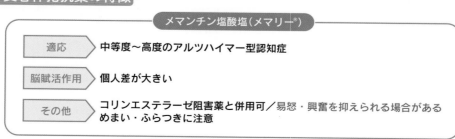

メマンチン塩酸塩（メマリー®）	
適応	中等度～高度のアルツハイマー型認知症
脳賦活作用	個人差が大きい
その他	コリンエステラーゼ阻害薬と併用可／易怒・興奮を抑えられる場合があるめまい・ふらつきに注意

メマンチン塩酸塩（商品名：メマリー®）

認知症の適応

●**中等度〜高度のアルツハイマー型認知症に保険適用**があります。

用法・用量

●コリンエステラーゼ阻害薬との併用で、認知症の進行を少し遅らせることができるといわれています。

●添付文書では1日用量は20mgで5mgから毎週増量とされていますが、増量途中でめまいやふらつき、眠気などが起こり、20mgまで増やせない人がいます。興奮性の行動・心理症状を抑えるために使う場合は、このペースで増量することがありますが、そうでない場合は、効き方の個人差が大きい薬なので、コリンエステラーゼ阻害薬と同様にゆっくり増量し、副作用が出ないぎりぎりの量で維持するのが安全です。

副作用・注意点

●神経の興奮を抑える薬なので、**興奮症状の強いアルツハイマー型認知症の患者さんに使用すると興奮症状を抑えることができる場合がある**一方で、めまいやふらつき、過鎮静などの副作用が出ることもあるため注意が必要です。

●興奮が悪化する場合もあるので、その場合はすぐに中止します。

抗認知症薬以外の薬・健康食品

シロスタゾール（プレタール®）

　抗血小板薬で、保険適用は慢性動脈閉塞症による冷感・疼痛などの症状改善と心原性脳塞栓以外の脳梗塞の再発予防ですが、**近年認知症の進行を遅らせる可能性が指摘されています。**アルツハイマー型認知症やレビー小体型認知症でも、脳梗塞の合併がある症例には使用してみる価値がありそうです。

　脳梗塞の再発予防に最も一般的に使われるアスピリンよりも出血合併症は少ないのですが、頻脈・頭痛・ほてりなどの副作用がみられることがあります。

　これらの副作用は少量（50mg×2回など）から徐々に増やしていくことで予防できる場合がありますが、まれに頻脈が原因で心不全をきたすこともあるので、心疾患のある患者さんに投与するときは注意が必要です。

フェルガード

　米ぬかを原料にした健康食品です。**認知機能の改善や興奮性の行動・心理症状の緩和に有効だという報告があり**、日本認知症予防学会の公認サプリメントに選ばれています。目立った副作用はないようなので、軽度認知機能障害（MCI）や認知症の診断が難しい症例で本人が希望すれば、試してみてもよいと思われます。

POINT

3 抗認知症薬は 少量から服用を開始する

抗認知症薬の適応疾患は以下のとおりです。

> **アリセプト®** ➡ アルツハイマー型認知症・レ
> ビー小体型認知症
> **レミニール®・イクセロン®パッチ・リバスタッ
> チ®パッチ・メマリー®**
> ➡ アルツハイマー型認知症

したがって、**抗認知症薬を使える疾患は、原則と**

してアルツハイマー型認知症かレビー小体型認知症
ということになりますが、実際のところいくつかの
認知症の要素を併せもった患者さんも少なからず存
在します。ここでは、認知症のタイプ別にどの薬剤
が使いやすいかを解説します。どの薬剤を使用する
場合も、少量から開始して副作用に注意しながら
徐々に増量していきます。**易怒・興奮・歩行障害な
どの症状が出たら減量するのが原則**です。

タイプ別 抗認知症薬の使い方

○ 使いやすい △ 注意して使用 ✕ 使用不可

タイプ 1 典型的なアルツハイマー型認知症の症例

> アリセプト® ○ レミニール® ○ イクセロン®パッチ、リバスタッチ®パッチ ○

● 易怒・興奮が強い場合や効果が不十分な場合は、メマリー® を併用します。

タイプ 2 幻覚・歩行障害・抑うつなどがあり、レビー小体型認知症の要素が強い症例

> アリセプト® △ レミニール® △ イクセロン®パッチ、リバスタッチ®パッチ ○

● レビー小体型認知症に保険適用があるアリセプト®は、コリンエステラーゼ阻害薬の中では脳賦活
作用が最も強いため、薬剤過敏性の強いレビー小体型認知症にはむしろ使いにくい印象です。

● イクセロン®パッチ・リバスタッチ®パッチはレビー小体型認知症の保険適用はありませんが、レビー
小体型認知症にみられやすい幻覚や妄想、歩行障害に効くことがあります。また、貼付剤なので、
副作用が出たときにはがしてしまえばいいことから、このタイプの認知症には使いやすいイメージ
があります。

● アリセプト® 以外の抗認知症薬を使う場合は、「アルツハイマー型認知症」の診断名が必要です。

● 歩行障害と薬剤過敏性に注意が必要です。

● いずれも少量から使用します。

易怒・興奮が目立ち、前頭側頭型認知症の要素が強い症例

> アリセプト® △〜✕　レミニール® ○　イクセロン®パッチ、リバスタッチ®パッチ ○

- 興奮させないことが原則。脳の賦活作用が強いアリセプト®は使用しないほうが無難です。
- 抗認知症薬を使う場合は、「アルツハイマー型認知症」の診断名が必要です。
- いずれも少量から使用します。
- 易怒・興奮が強い場合は、メマリー®・抗精神病薬［→ p.118］を併用します。

歩行障害・嚥下障害・感情失禁・脳血管障害の合併などがあり、血管性認知症の要素が強い症例

> プレタール® ○

- 脳梗塞の再発予防のため少量から使用します。
- 抗認知症薬を使う場合は、「脳梗塞」の診断名が必要です。

> アリセプト® △　レミニール® ○　イクセロン®パッチ、リバスタッチ®パッチ △

- 興奮の副作用が少ないものを少量から使用します。
- 抗認知症薬を使う場合は、「アルツハイマー型認知症」の診断名が必要です。

軽度認知機能障害（MCI）の症例

- プレタール®やアリセプト®が有効？
- 抗認知症薬を使う場合は「アルツハイマー型認知症」、プレタール®を使う場合は「脳梗塞」の診断名が必要です。
- 健康食品のフェルガードの使用を検討します。

PART4 認知症に対する薬物療法

POINT

1
行動・心理症状（BPSD）に対する薬物療法は 非薬物的介入で効果がみられないときに検討する

『かかりつけ医のための BPSD に対応する向精神薬使用ガイドライン第 2 版』では、**行動・心理症状（BPSD）に対しては、まず問題となる BPSD の原因を推測し、その結果に基づいて患者さんに対する接し方や周囲の環境を改善することで BPSD を抑える非薬物的介入を行い、効果がみられなかったときに薬物療法を検討する**という流れになっています。

認知症の BPSD の多くは、非薬物的介入で改善できると主張する専門家も多いのですが、実際にはうまくいかないケースや、興奮や暴力などの陽性症状が強く、早急に症状を抑えないと介護する家族がまいってしまうケースも少なからず見受けられます。その場合は副作用に注意しながら、早めに薬物療法を開始するのもやむを得ないと思います。

POINT

2
BPSDの種類に応じて 向精神薬を使い分ける

認知症の BPSD の薬物療法には**向精神薬**を使用します。向精神薬には先に説明した**抗認知症薬**のほかに、**抗精神病薬、気分安定薬、抗うつ薬、睡眠薬、抗不安薬**など多くの種類の薬剤があります。患者さんの BPSD を改善するためには、症状に応じてこれらの薬剤をじょうずに使い分けていく必要があります。

『かかりつけ医のための BPSD に対応する向精神薬使用ガイドライン第 2 版』では、BPSD の種類に応じて、以下のような薬物療法が推奨されています。

症状
① 幻覚、妄想、焦燥、攻撃性

●抗認知症薬（メマリー®、コリンエステラーゼ阻害薬）を使用します。
●改善しない場合は抗認知症薬を減量・中止して、**気分安定薬・抑肝散・抗精神病薬**の使用を検討します。

症状 ② 抑うつ状態・アパシー

● コリンエステラーゼ阻害薬を使用します。
● 改善しない場合は抗うつ薬の使用を検討します。

症状 ③ 不安、緊張、易刺激性

● 抗精神病薬、抗不安薬、抗うつ薬の有効性が示唆されています（抗不安薬は中等度以上の認知症では使用しない）。

症状 ④ 睡眠障害

● 環境を整えたうえで、睡眠導入薬・抗うつ薬・抗精神病薬の使用を検討します。

症状 ⑤ 過食、異食、徘徊、介護への抵抗

● 向精神薬の有効性を示すエビデンスに乏しいです。

POINT

陽性症状に抗認知症薬を使用するときは注意が必要

ガイドラインでは、焦燥や攻撃性などの陽性症状に対しては、まず抗認知症薬を使用することが推奨されています。抗認知症薬の服用で認知機能が改善すると周囲の状況に対する理解がよくなるので、BPSD も改善するという考え方です。

確かに、認知症の無関心・無気力・うつなどの陰性症状については抗認知症薬が著効する場合がありますが、**易怒や暴言・暴力などの陽性症状が高度な患者さんに抗認知症薬を開始すると、かえって悪化する場合があるので注意が必要**です。陽性症状が強い患者さんに、あえて抗認知症薬を使うとすれば、鎮静効果の期待できる**メマリー**® ですが、効果は個人差が大きい印象です。

POINT

BPSD に使用する薬剤の特徴を大まかに知っておく

BPSD に対する薬物投与を検討する場合は、ガイドラインが基本になりますが、ガイドラインを読んだだけでは、実際にどのような薬を使用すればよいのかイメージがつかみにくいと思います。そこで、ここでは BPSD に対して実際に使用されることが多い薬剤のうち、抗認知症薬以外の薬剤の特徴と使い方を解説します。

いずれの薬剤もごく少量から開始して、少しずつ増やしていくことが大切です。

1 抗精神病薬

主な作用はドーパミンの抑制です。ドーパミンは主に運動機能や快感などに関連し、足りなくなると運動機能が低下し元気がなくなり、増えすぎると興奮状態になります。**前頭側頭型認知症など易怒性や興奮性が強い患者さんでは、ドーパミンのはたらきが強くなっているため、抗精神病薬を投与することで興奮症状の改善が期待できます。**

抗精神病薬には、定型抗精神病薬と非定型抗精神病薬の2種類がありますが、認知症診療では、後者が主流になっています。

抗精神病薬の副作用は、治療薬がターゲット以外の神経系にも作用してしまうために生じます。日常生活に悪影響が出るくらいに副作用が出た場合は、減量が基本です。頻度は少ないのですが悪性症候群 [→ p.133] など重篤な副作用が出現することもあるので注意しましょう。

抗精神病薬の代表的な副作用

- 錐体外路症状（パーキンソン症状）
- 日中の眠気
- 口渇
- 起立性低血圧
- めまい
- 便秘
- 排尿障害
- 不整脈
- 性機能低下
- 高血糖

一般的には、新しい薬のほうが副作用は少ないとされています。

定型抗精神病薬 ◀ ドーパミンの作用を阻害して興奮を抑制

ドーパミン2型受容体（ドーパミン D_2 受容体）に結合してドーパミンの作用を阻害することで興奮を抑制します。結合した受容体は完全にブロックされるので、投与量が多いと今度はドーパミンが不足し、錐体外路症状が出てきたり、活動性が低下することがあります。

定型抗精神病薬の作用機序

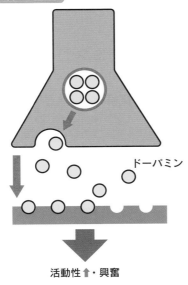
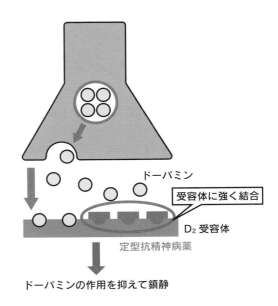

ドーパミン

活動性↑・興奮

ドーパミン

受容体に強く結合

D₂ 受容体

定型抗精神病薬

ドーパミンの作用を抑えて鎮静

認知症の BPSD に対して使われる主な定型抗精神病薬には、以下のようなものがあります。

① チアプリド塩酸塩 （商品名：グラマリール®）

有効な症状

●易怒・興奮・暴言・暴力・妄想・不安・焦燥など陽性症状全般に有効です。

用法・用量

●投与量が 1 日 150mg を超えると過鎮静になる場合があるので、25 ～ 75mg の少量投与が基本です。

●半減期が短いので頓用処方にも向いています。

副作用・注意点

●脳梗塞後遺症に伴う精神興奮に対する保険適用もあるため、他の抗精神病薬に比べて作用がマイルドで、**第 1 選択薬として使いやすい**ですが、副作用としてパーキンソン症状には注意が必要です。

② スルピリド （商品名：ドグマチール®）

有効な症状

●抑うつ状態・意欲低下に対して効果が期待できますが、パーキンソン症状が出やすいので、実際に使われることは少ないと思います。

用法・用量・注意点

●**食欲低下が強い患者さんに、1 日 150mg 程度を使用すると著効する場合があります**が、効果があっても長期使用は勧められません。1 か月程度で漸減・中止するのが望ましいでしょう。

③ クロルプロマジンフェノールフタリン酸塩

（商品名：ウインタミン®）

クロルプロマジン塩酸塩（商品名：コントミン®）

有効な症状

●**前頭側頭型認知症の易怒・興奮・暴言・暴力に対して、他の抗精神病薬より有効なことが多い**という報告があります。

用法・用量

●BPSD に用いる場合は、1 日 10 ～ 50mg と統合失調症に用いる場合と比べて、はるかに少量で使用することが多いため、細粒を使用しますが、量が少なすぎるので乳糖を混ぜるなど工夫が必要です。

副作用・注意点

●少量のため、錐体外路症状などの副作用は出にくいですが、時に重篤な肝障害を起こすことがあります。肝障害のある患者さんには使用しないほうが安全です。

非定型抗精神病薬 ドーパミン D₂ 受容体にゆるやかに結合

　非定型抗精神病薬は、定型抗精神病薬ほどドーパミン D_2 受容体に固く結合せずにゆるやかに結合します。そのため、もともと存在しているドーパミンのはたらきを阻止しすぎないため、**副作用が出にくい**とされています。

非定型抗精神病薬の作用機序

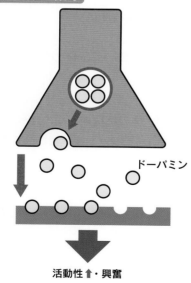

ドーパミン

活動性⬆・興奮

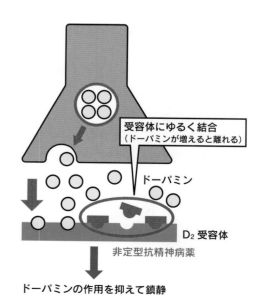

受容体にゆるく結合
（ドーパミンが増えると離れる）

ドーパミン

D₂ 受容体

非定型抗精神病薬

ドーパミンの作用を抑えて鎮静

BPSDに対して使われる主な非定型抗精神病薬には、以下のようなものがあります。

① クエチアピンフマル酸塩（商品名：セロクエル®）

有効な症状

- 抑肝散（p.130）やグラマリール®で抑えきれない陽性症状に使用します。

用法・用量

- はじめは1日12.5〜25mgで開始して、無効なら75mgくらいまで増量します。
- 少し眠気が出ることが多いので、夕方から処方を始めるのがよいでしょう（睡眠補助剤として使用も可）。
- 半減期が短いので頓用処方にも向いています。

副作用・注意点

- 他の抗精神病薬に比べて錐体外路症状や過鎮静などの副作用が少なく使いやすい薬ですが、**高血糖の頻度が多く糖尿病患者さんには禁忌です。**

② リスペリドン（商品名：リスパダール®）

有効な症状

- 鎮静効果が高いので、興奮や暴力が激しく急速に鎮静を図りたいときに使用します。
- 糖尿病の患者さんにも使用可能です。

用法・用量

- 1日0.5〜1mgで開始して、無効なら3mgくらいまで増量します。
- 液剤があるので、拒薬があるときでも飲み物に混ぜて使用することができます。

副作用・注意点

- 非定型抗精神病薬の中では**最も錐体外路症状をきたしやすく、過鎮静も多い**薬剤なので、レビー小体型認知症の患者さんに用いる場合は特に注意が必要です。

高齢認知症患者に抗精神病薬を使用すると、死亡率が上昇する？

　抗精神病薬は、本来統合失調症に使用する薬で、高齢者に投与する場合は、少量でも不整脈による突然死やパーキンソン症状などの運動障害を引き起こす可能性があるとされています。日本でも2016年の日本精神神経学会で、抗精神病薬を服用している患者さんでは、服用開始から11週以降の死亡リスクが、服用していない患者さんに比べて約2.5倍上昇していたという報告が出ています。

　死亡の原因がすべて副作用というわけでなく、例えば歩行障害が悪化して転倒から寝たきりになって肺炎を起こすなど、間接的な関与も多いとは思いますが、高齢者にこういった薬を使用するときは、患者さんや家族とよく相談して、慎重に投与量を検討することが大切です。くれぐれも、ときどき不穏になる程度の患者さんに軽々に抗精神病薬を投与するようなことはしないでください。

③ オランザピン（商品名：ジプレキサ®、ジプレキサ® ザイディス®）

有効な症状

●リスペリドンと同様に、急速に症状の鎮静を図りたいときに使用します。

用法・用量

●1日2.5mg で開始して、無効なら 10mg くらいまで増量します。

注意点

●**糖尿病の患者さんには禁忌**です。

---

2 気分安定薬

　神経細胞は、ナトリウムイオンやカルシウムイオンが細胞の膜を通過して細胞内に入ることで興奮します。これらのイオンの動きを抑えることにより、過剰な興奮が起こらないようにする**抗てんかん薬**が、認知症の気分安定薬として使われることがあります。

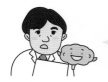

抗てんかん薬にはさまざまなものがありますが、認知症の気分の変調を抑えるために使用されるのは、バルプロ酸ナトリウムとカルバマゼピンです。

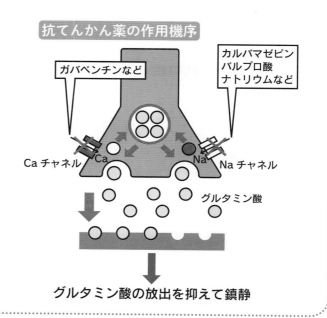

抗てんかん薬の作用機序

ガバペンチンなど

カルバマゼピン
バルプロ酸
ナトリウムなど

Ca チャネル　Ca　Na　Na チャネル

グルタミン酸

グルタミン酸の放出を抑えて鎮静

---

① バルプロ酸ナトリウム（商品名：デパケン®）

作用機序と有効な症状

●グルタミン酸神経系の Na チャネルと Ca チャネルを遮断することで、神経の興奮を抑えます。その他にも神経を落ち着かせる GABA の量を増やす効果もあります。

●気分の変調が目立つ易怒、暴言、暴力などに有効です。

用法・用量

●軽い不穏なら1日 100mg、激しければ1日 200mg から開始して 600mg くらいまで使用可能です。

副作用・注意点

●副作用は眠気、ふらつき、体が傾く、肝機能障害、抗アンモニア血症、汎血球減少などがあり、ときどき血液検査が必要です。

② カルバマゼピン（商品名：テグレトール®）

作用機序と有効な症状

● グルタミン酸神経系の Na チャネルを遮断することで、神経の興奮を抑えます。

● 作用機序はバルプロ酸ナトリウムと同様ですが、バルプロ酸より鎮静効果が高いとする報告もあります。攻撃性が強い患者さんには、抗精神病薬よりもよく効く場合もあります。

用法・用量

● **眠気とふらつきが出やすい**ので、1 日 50mg から開始して、無効なら 300mg くらいまで使用可能です。効く人は 100mg くらいから効果が出始めます。50mg で眠気やふらつきが出るようなら使用はあきらめます。

副作用・注意点

● 汎血球減少、血小板減少、肝・腎障害、重篤な薬疹などの副作用がみられることがあります。ときどき採血をして、**皮膚症状がみられたらすぐに中止することが大切です。**

---

③ 抗うつ薬

主な作用は、神経系ではたらくセロトニンやノルアドレナリン不足を補うことです。セロトニンが足りなくなると不安を感じやすくなり、ノルアドレナリンが足りなくなると意欲低下が起こります。うつ病では、これらの神経伝達物質の不足から抑うつ状態になるといわれています。

認知症診療では、**抗うつ薬は抑うつ状態の改善だけでなく、不安からくる焦燥や興奮などの陽性症状を抑えるために使用される**ことがあります。

抗うつ薬にはいくつかの種類があり、現在認知症の治療に主に使われているのは SSRI（選択的セロトニン再取り込み阻害薬）や SNRI（セロトニン・ノルアドレナリン再取り込み阻害薬）といった種類の薬剤です。

SSRI、SNRI の作用機序

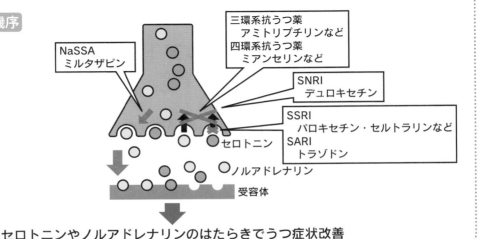

① SSRI（選択的セロトニン再取り込み阻害薬）
selective serotonin reuptake inhibitor

作用機序と有効な症状

●セロトニンが神経終末に再取り込みされてしまうのを抑制する薬剤です。

●不安や抑うつ症状にはよく効きますが、ノルアドレナリンにはほとんど作用しないため、意欲低下（アパシー）に対しては効果が出にくいことがあります。

代表的な薬剤

●フルボキサミンマレイン酸塩（ルボックス®、デプロメール®）、パロキセチン塩酸塩水和物（パキシル）、塩酸セルトラリン（ジェイゾロフト®）などがあります。

●フルボキサミンマレイン酸塩やパロキセチン塩酸塩水和物については、前頭側頭型認知症の行動障害に有効だとする報告があります。

●塩酸セルトラリンは副作用や薬物相互作用が少なく、比較的安全に使用できる薬剤なので、高齢者の多い認知症の抑うつ状態には第1選択薬になり得ます。

副作用・注意点

●副作用は少ないですが、飲み始めのころに吐き気や下痢などの消化器症状がみられることがあります。眠気やめまいなどが出ることもありますが、多くの場合は飲み続けるうちに気にならなくなってきます。

●頻度は低いもののセロトニン症候群を引き起こすことがあるので注意が必要です。

●認知症の患者さんでは、うつ状態と脳細胞の活動そのものが減少したことで起きる自発性の低下（アパシー）との区別がつきにくいです。まずは抗認知症薬を使用し、効果がないようならジェイゾロフト®25mg 程度の追加投与を検討するのがよいと思います。

●MAO-B 阻害薬と併用禁忌です。パーキンソン病のある患者さんでは注意してください。

> 元気のない認知症の患者さんは、抗うつ薬でさらに元気がなくなることがあるということは覚えておいてください。

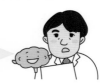

② SNRI（セロトニン・ノルアドレナリン再取り込み阻害薬）
serotonin-noradrenaline reuptake inhibitor

作用機序と有効な症状

●セロトニンとノルアドレナリンの両方の再取り込みを抑制する薬剤です。

●セロトニンとノルアドレナリンの両方に作用するので、不安や抑うつ症状だけでなく、意欲低下（アパシー）にも効果が期待できます。

代表的な薬剤

●デュロキセチン塩酸塩（サインバルタ®）です。

●ジェイゾロフト®と同様に、認知症の抑うつ状態に使用されますが、神経障害性疼痛の緩和にも効果が期待できます。

●副作用としては SSRI と同様に消化器症状が多いですが、SSRI に比べると尿閉や口渇が出やすいようです。SSRI と同様にセロトニン症候群には注意が必要です。

●20mg から1週間ごとに増量していきますが、高齢者では 40mg くらいまでにとどめておいたほうが安全です。

●MAO-B 阻害薬と併用禁忌です。パーキンソン病のある患者さんでは注意してください。

③ SARI（セロトニン遮断再取り込み阻害薬）
serotonin 2 antagonist and reuptake inhibitor

作用機序と有効な症状

●SSRI と同様に、セロトニンが神経終末に再取り込みされてしまうのを抑制する薬剤です。

●主に不安や抑うつ症状に効果が期待できますが、他の抗うつ薬に比べて作用がマイルドな印象です。

代表的な薬剤

●トラゾドン塩酸塩（デジレル®、レスリン®）です。

●睡眠障害に効果があるため、後述のベンゾジアゼピン受容体作動薬の代わりに不眠傾向のある認知症の患者さんに使用されることがあります。

用法・用量・注意点

●睡眠障害に対して使用する場合は、25mg から開始して無効なら 50mg に増やします。高齢者では 75mg までにとどめておいたほうが安全です。

●副作用は少ないですが、SSRI や SNRI と同様に**セロトニン症候群には注意が必要**です。

>|> **ここに注意！** **セロトニン症候群** ───

中枢神経系のセロトニン作動活性の亢進によって、精神状態の変化や高体温、自律神経の活動亢進、神経筋の活動亢進などの症状が現れることがあり、セロトニン症候群と呼ばれています。重度のセロトニン症候群では、悪性症候群［➡ p .133］と同様に、意識障害、横紋筋融解症、腎不全、播種性血管内凝固症候群（DIC）などを合併し、集中治療が必要な状態になる場合があります。

SSRI や SNRI などのセロトニン作動薬を投与された患者さんに、高熱や興奮、発汗、筋緊張亢進、振戦などの症状がほぼ同時に現れた場合は、セロトニン症候群の可能性を考え、すぐにセロトニン作動薬を中止して、注意深く観察する必要があります。セロトニン作動薬の通常の投与量でこのような副作用が出ることはまれですが、頭に入れておくべき合併症の1つです。

④ 三環系・四環系抗うつ薬

有効な症状

●古いタイプの抗うつ薬です。SNRI と同じく、セロトニンとノルアドレナリンの両方の再取り込みを抑制し、強い抗うつ効果を発揮します。

代表的な薬剤

●三環系では**アミトリプチリン塩酸塩（トリプタノール）**、四環系では**ミアンセリン塩酸塩（テトラミド®）**が有名です。四環系の薬は三環系を少しマイルドにしたイメージです。

用法・用量・注意点

- **SSRI や SNRI に比べて便秘や口渇、尿閉などの抗コリン作用が出やすいため**、高齢者ではやや使いにくい薬剤です。
- **テトラミド®は比較的鎮静作用が強く**、夜間せん妄や夜間の不穏に対して使うとよく効くことがあります。その場合は、夕方から寝る前に 10mg から開始して最大で 30mg までにとどめます。

⑤ NaSSA（ノルアドレナリン作動性・特異的セロトニン作動性抗うつ薬）

noradrenergic and specific serotonergic antidepressant

有効な症状

- 新しいタイプの抗うつ薬です。神経終末からのセロトニンとノルアドレナリンの放出を促進します。
- セロトニンの放出増大による鎮静効果があるため、不安・焦燥が強く落ち着かない患者さんが飲むとよく効くことがあります。
- 眠気を誘う効果もあるので、睡眠障害や昼夜逆転にも使えます。

代表的な薬剤

- ミルタザピン（レメロン®、リフレックス®）があります。

用法・用量・注意点

- 人によって起きていられないほど眠くなったり、ふらつきが強くなるので、高齢者の場合は 1 日 7.5 〜 15mg の最小量での使用が基本になります。

4 睡眠薬・抗不安薬

睡眠薬・抗不安薬は、これまで神経の活動を抑える GABA という神経伝達物質のはたらきを助ける作用のある**ベンゾジアゼピン受容体作動薬**（ベンゾジアゼピン系・非ベンゾジアゼピン系の薬剤）が主流でしたが、**近年ベンゾジアゼピン系の薬剤には依存性が生じやすいことや、高齢者では眠気や脱力、物忘れなどの症状**が出ることがあるという理由で、あまり使われない傾向が出てきています。

代わってよく使われているのが、メラトニンのはたらきを助けて体内時計を整える**メラトニン受容体作動薬**や、過剰にはたらいている覚醒機能を抑える**オレキシン受容体拮抗薬**です。高齢者に用いるときはいずれも少量投与です。

睡眠薬・抗不安薬の作動機序

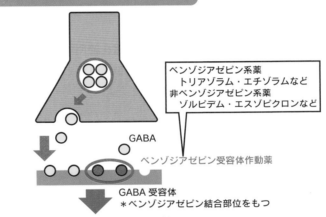

ベンゾジアゼピン受容体作動薬

ベンゾジアゼピン系薬
　トリアゾラム・エチゾラムなど
非ベンゾジアゼピン系薬
　ゾルピデム・エスゾピクロンなど

GABA
ベンゾジアゼピン受容体作動薬

GABA 受容体
＊ベンゾジアゼピン結合部位をもつ

活動性↓・鎮静（睡眠導入・抗不安）

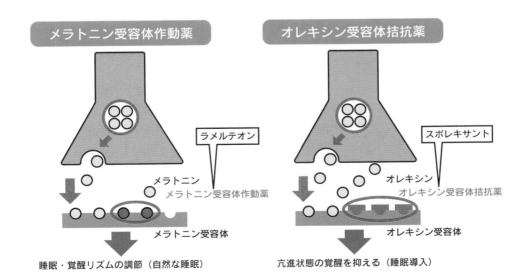

メラトニン受容体作動薬

ラメルテオン

メラトニン
メラトニン受容体作動薬

メラトニン受容体

睡眠・覚醒リズムの調節（自然な睡眠）

オレキシン受容体拮抗薬

スボレキサント

オレキシン
オレキシン受容体拮抗薬

オレキシン受容体

亢進状態の覚醒を抑える（睡眠導入）

① ベンゾジアゼピン受容体作動薬 （ベンゾジアゼピン系・非ベンゾジアゼピン系薬剤）

有効な症状

- 非常に多くの種類があり、不安をやわらげるために使う**抗不安薬**と不眠に対して使う**睡眠薬**に分けられています。
- 薬剤の作用機序はほぼ同じなので、不眠に対して抗不安薬を使うこともあります（逆は普通ありません）。

副作用・注意点

- 長時間型の薬剤は翌日にも効果が残るため、高齢者には使用しないほうが安全です。
- 睡眠薬は、ベンゾジアゼピン系薬剤では**レンドルミン**®、非ベンゾジアゼピン系薬剤では**マイスリー**®、**アモバン**®、**ルネスタ**® が使いやすいと思いますが、**高齢者で脱力などが出やすいベンゾジアゼピン系薬剤は最近では避けられる傾向があります**（ただし、非ベンゾジアゼピン系薬剤も作用する部位はベンゾジアゼピン受容体なので過信はできません）。
- 抗不安薬は、ほとんどがベンゾジアゼピン系薬剤なので、もともと問題なく服用できているもの以外は新たに使用しないほうが安全です。
- **高齢者では、興奮を抑えようとして抗不安薬を使用すると、大脳皮質の活動が中途半端に抑えられてせん妄状態になり、かえって興奮してしまうことがある（脱抑制）**ので、鎮静目的で抗不安薬を使うのはあまりお勧めできません。

② メラトニン受容体作動薬（ラメルテオン） オレキシン受容体拮抗薬（スボレキサント）

- ともに安全性が高いと考えられています。
- **ラメルテオン（ロゼレム**®**）は最も生理的**です。ただし体内時計の調整で眠気を誘う薬なので、効果が出るまで1〜2週間程度の期間が必要で、効果も少し弱い印象です。
- スボレキサント（ベルソムラ®）はある程度即効性があり、中途覚醒にも有効なのですが、近年海外で自殺願望がみられやすいという報告が出ているので、うつ傾向のある患者さんでは注意が必要です。

睡眠薬の分類

分類		一般名	代表的な商品名	臨床用量 （mg）	作用発現 （分）	消失半減期 （時間）	筋弛緩 作用
ベンゾジアゼピン受容体作動薬（BZA）	超短時間型	トリアゾラム☆	ハルシオン®	0.125～0.5	10～15	2～4	＋
		ゾピクロン★	アモバン®	7.5～10	15～30	4	±
		ゾルピデム酒石酸塩★＊	マイスリー®	5～10	15～60	2	－
		エスゾピクロン★	ルネスタ®	1～3	15～30	5	－
	短時間型	エチゾラム☆	デパス®	0.5～3	－	6	＋＋
		ブロチゾラム☆	レンドルミン®	0.25～0.5	15～30	7	＋
		リルマザホン☆	リスミー®	1～2	15～30	10	±
		ロルメタゼパム☆	エバミール® ロラメット®	1～2	15～30	10	±
	中間時間型	フルニトラゼパム☆	ロヒプノール® サイレース®	0.5～2	30	24	＋＋
		エスタゾラム☆	ユーロジン®	1～4	15～30	24	＋＋
		ニトラゼパム☆	ベンザリン® ネルボン®	5～10	15～45	28	＋＋
	長時間型	フルラゼパム塩酸塩☆	ダルメート®	10～30	10～30	65	＋＋
		ハロキサゾラム☆	ソメリン®	5～10	5～10	85	＋＋
		クアゼパム☆＊	ドラール®	15～30	15～30	36	＋
メラトニン受容体作動薬		ラメルテオン	ロゼレム®	8	－	1～2	－
オレキシン受容体拮抗薬		スボレキサント	ベルソムラ®	15～20	－	10	－

☆：ベンゾジアゼピン系睡眠薬（BZC），★：非ベンゾジアゼピン系睡眠薬（非 BZD），＊：ω_1 選択性睡眠薬

抗不安薬（ベンゾジアゼピン系）

分類	一般名	主な商品名	抗不安作用	筋弛緩作用
短時間作用型の抗不安薬 （半減期6時間以内）	クロチアゼパム	リーゼ®	++	±
	エチゾラム	デパス®	+++	++
中時間作用型の抗不安薬 （半減期12〜24時間以内）	ロラゼパム	ワイパックス®	+++	+
	アルプラゾラム	ソラナックス®、コンスタン®	++	+
	ブロマゼパム	レキソタン®、セニラン®	+++	++
	フルジアゼパム	エリスパン®	++	±
長時間作用型の抗不安薬 （半減期24時間以上）	ジアゼパム	セルシン®、ホリゾン®、ダイアップ®	++	+++
	クロキサゾラム	セパゾン®	+++	+
	クロルジアゼポキシド	バランス®、コントール®	++	+
	クロラゼプ酸ニカリウム	メンドン®	++	−
	メダゼパム	レスミット®	+	+
	オキサゾラム	セレナール®	+	+
	メキサゾラム	メレックス®	++	±
長時間作用型の抗不安薬 （半減期90時間以上）	ロフラゼプ酸エチル	メイラックス®	++	+
	フルトプラゼパム	レスタス®	+++	+

5 その他の薬剤

① 漢方薬 抑肝散

●認知機能の改善効果はみられませんが、**易怒、妄想、幻覚によく効くことがあるので、抗精神病薬を使用する前に試してみる**とよいでしょう。効果は限定的ですが、アルツハイマー型認知症・レビー小体型認知症にはわりと効きます。

●血管性認知症や前頭側頭型認知症には効果が薄い印象です。低カリウム血症の危険もあるので、あまり効いていないようなら長期使用は避けたほうが安全です。

●ときどき過鎮静になる人がいるので、一律1日7.5gでは多いような気がします。少し眠気を誘うので、2.5g夕から始めて徐々に7.5gに増やすのがよいと思います。

② 抗てんかん薬 クロナゼパム（商品名：リボトリール®）

●易怒や興奮に使うのではなく、レビー小体型認知症でよくみられるレム睡眠行動障害 [➡ p.42]**に対して使用します。**

●0.2～0.3mg夕または就寝前から開始して、無効なら徐々に1～2mgまで増量します。

●非常に有効ですが、ベンゾジアゼピン系薬なので夜間のふらつきなどが出ることがあります。使用するときはできるだけ少量にとどめてください。

③ 脳循環改善薬 ニセルゴリン（商品名：サアミオン®）

●保険適用は脳梗塞後遺症ですが、**認知症患者の意欲低下に効くことがあります。**

●特にMRIなどで多発性の小梗塞がみられる患者さんでは歩行障害も改善する場合があり、元気のない血管性認知症の患者さんがよい適応になります。

●使用する量は通常どおりで減量の必要はありませんが、血流を促進する薬剤なので、出血合併症がある場合は使用できません。

④ 抗パーキンソン病薬 アマンタジン塩酸塩（商品名：シンメトレル®）

●保険適用はパーキンソン症候群・脳梗塞後遺症です。認知症診療では、**意欲低下と食欲低下の改善が期待できます。**

●レビー小体型認知症のように、もともとパーキンソン症状がある患者さんで意欲低下がある場合は、パーキンソン症状の改善も狙えます。よい適応になるのですが、副作用として幻覚が出やすいので注意が必要です。

まとめ

行動・心理症状（BPSD）の種類に応じた薬物療法の進め方

　この章の最後に、「かかりつけ医のための BPSD に対応する向精神薬使用のガイドライン（第2版）」をもとに、BPSD の種類に応じて向精神薬をどのように使い分けたらよいかをまとめておきます。

　薬物療法を導入するにあたっては、非薬物療法を行っても症状が改善しないことが前提になります。 薬物療法を導入する前に、BPSD の原因を推測し、その結果に基づいて患者さんへの接し方や周囲の環境を整えるなどの非薬物療法（PART 5 を参照）がきちんと工夫されていることを確認し、**導入後は症状を完全に消すのではなく、生活に問題がないレベルまで下げることを目標にしましょう。** 過鎮静やパーキンソン症状などの副作用が出ていないかどうかについても常に気をつけ、症状が落ち着いてきたら早めに向精神薬を減量することを心がけましょう。

幻覚、妄想、焦燥、攻撃性

STEP.1　症状が軽い場合

❶コリンエステラーゼ阻害薬（アリセプト®、レミニール®、イクセロン® パッチ・リバスタッチ® パッチ）開始または増量。**ただし前頭側頭型認知症の要素が強い場合はここはスキップ**

❷すでに使用している場合で認知症が中等度以上ならメマリー® 併用

❸以上が無効ならコリンエステラーゼ阻害薬を減量・中止（悪化したら少量から再開）

❹抑肝散併用

❺グラマリール® 併用

STEP.2　症状が中等度以上で早めに鎮静が必要な場合

❶コリンエステラーゼ阻害薬を服用していたら減量・中止（悪化したら少量から再開）

❷メマリー® 未使用で認知症が中等度以上なら併用考慮

❸気分の変調が目立つ場合はテグレトール® またはデパケン® 併用

❹無効ならセロクエル（糖尿病には禁忌）併用

❺無効ならリスパダール® またはジプレキサ®（糖尿病には禁忌）併用

❻無効ならウインタミン®（肝障害に注意）併用

　専門医との連携を推奨

前頭側頭型認知症の要素が強い場合はここから開始してもよい。

ここに注意！　悪性症候群

　抗精神病薬の服用や、抗パーキンソン病薬の急な減量や中止によって、脳内のドーパミンが急速に減ってしまうと、高熱とともに全身の筋肉がこわばって身体が動かなくなってしまうという重篤な合併症が起こることがあり、悪性症候群といわれています。重症化すると、さらに意識障害、横紋筋融解症、腎不全、ショックなどを引き起こすことがあります。不幸にして悪性症候群を合併してしまった場合は、緊急入院のうえ、レボドパ製剤の注射薬を投与しながら全身管理を行わなければなりません。場合によっては、命にかかわることもありますので、抗精神病薬や抗パーキンソン病薬を服用している患者さんは、決して自己判断で薬を増やしたり中止したりしてはいけません。

　また、抗精神病薬や抗パーキンソン病薬の変更がなくても、肺炎や脱水などがきっかけで悪性症候群が起きる場合もあります。悪性症候群では、症状が重症化する前に治療を開始することが大切なので、抗精神病薬や抗パーキンソン病薬を服用している患者さんが急に熱を出して動けなくなってしまったときは、すぐに受診し、血液検査で横紋筋融解症や腎不全の有無を確認し、適切な治療を開始することが大切です。重症化する前なら、数日間の入院で少し多めの点滴とレボドパ製剤の投与で改善するケースが多いです。

抑うつ状態・アパシー

❶コリンエステラーゼ阻害薬（アリセプト®、レミニール®、イクセロン®パッチ・リバスタッチ®パッチ）開始または増量
❷無効ならサアミオン®またはシンメトレル®併用。血管性認知症の要素が強い場合はここから開始してもよい
❸無効ならジェイゾロフト®併用

不安、緊張、易刺激性

❶抑肝散追加　❷テトラミド®またはリフレックス®追加　❸以上が無効ならグラマリール®に変更
❹無効ならセロクエル®（糖尿病には禁忌）に変更
❺無効ならリスパダール®またはジプレキサ®（糖尿病には禁忌）に変更　｝専門医との連携を推奨
❻無効ならウインタミン®（肝障害に注意）に変更
＊いずれも過鎮静になったら減量。症状が落ち着いたら徐々に減量

睡眠障害

❶対応を急ぐ必要がなければロゼレム®開始
❷無効または対応を急ぐ必要がある場合はベルソムラ®（代わりにレスリン®でも可）
❸無効ならアモバン®またはルネスタ®に変更
❹無効または中途覚醒があるならレンドルミン®に変更

PART4　認知症に対する薬物療法

過食、異食、徘徊、介護への抵抗

抗精神病薬の有効性を示すエビデンスは少ないので参考程度

❶セロクエル®（糖尿病には禁忌）追加

❷無効ならリスパダール®またはジプレキサ®（糖尿病には禁忌）に変更

❸無効ならウインタミン®（肝障害に注意）に変更。前頭側頭型認知症の要素が強い場合はここから開始してもよい

＊いずれも過鎮静になったら減量。症状が落ち着いたら徐々に減量

　　　　　　専門医との連携を推奨

せん妄の治療

便秘・脱水・発熱・身体拘束・薬剤など原因になり得るものがあればそれに対応

STEP.1　症状が軽い場合

❶抑肝散＋ロゼレム®などで睡眠リズムを調整する

❷覚醒レベルを上げるイクセロン®パッチ・リバスタッチ®パッチが有効なことがあるので使用を検討

STEP.2　症状が重い場合

❶セロクエル®（糖尿病には禁）追加

❷無効ならリスパダール®またはジプレキサ®（糖尿病には禁忌）に変更

❸覚醒レベルを上げるイクセロン®パッチ・リバスタッチ®パッチが有効なことがあるので使用を検討

＊いずれも過鎮静になったら減量。症状が落ち着いたら徐々に減量

　　　　　　専門医との連携を推奨

レム睡眠行動障害

リボトリール®併用

※本書に記載している薬剤等の選択・使用方法については、2020年5月現在の情報です。薬剤の使用にあたっては最新の添付文書を参照し、適応・用量等は常にご確認ください。また薬剤は原則添付文書をもとに使用しますが、臨床上適応外で使用する場合もあります。

文献

1）かかりつけ医のためのBPSDに対応する向精神薬使用ガイドライン第2版
（平成27年度厚生労働科学研究費補助金厚生労働科学特別研究事業 認知症に対するかかりつけ医の向精神薬使用の適正化に関する調査研究班作成）
https://www.mhlw.go.jp/file/06-Seisakujouhou-12300000-Roukenkyoku/0000140619.pdf（2020.6.1. アクセス）

認知症の患者さん
に対する接し方

認知症の代表的な症状は物忘れですが、病期が進んでくると、その他にも元気なときにはみられなかったいろいろな症状が出てきて、対応に困ることがあります。

ここでは、まず認知症の人を介護するにあたってぜひ知っておいてほしい「認知症の症状の原則」と「認知症患者に接するときの原則」について解説します。その後、いろいろな困った症状についての具体的な対処法を紹介していきます。

大原則 認知症の患者さんはいつも不安な気持ちを抱えている

認知症になる＝何もわからなくなることではありません。認知症の患者さんは自分の能力が
だんだん低下していることはある程度理解していて、「自分はこの先どうなってしまうんだろ
う…」と不安に思っていることがほとんどです。**この不安を周囲の人たちが理解して、不安を
やわらげるように考えながら接していくことで、認知機能の低下は進んでも穏やかに暮らして
いくことができるようになります。**

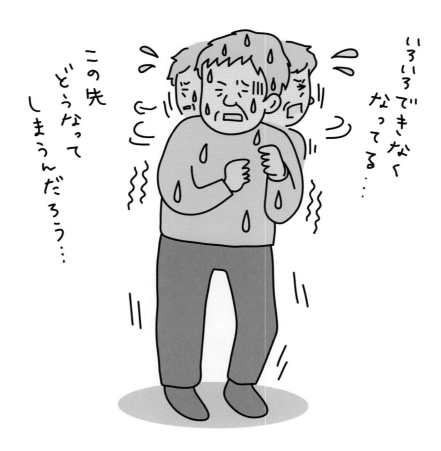

いろいろできなくなってる…

この先どうなってしまうんだろう…

原則 ① ごく最近の記憶から失われる

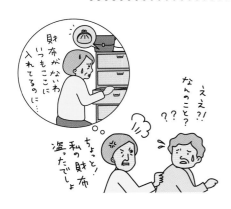

　認知症の人は、2～3日前の出来事や、少し前に話したことなどの「ごく最近の記憶」から忘れていきます [➡ **p.10**]。そのため、自分で片づけたものを見つけられなかったり、同じことを何度も尋ねたりするようになります。

　自分で片づけたことや、尋ねたこと自体を忘れてしまうところが、普通の物忘れとの一番大きな違いです。普通の物忘れなら、例えば、ものを見つけられない場合、片づけた場所を忘れても、片づけたこと自体は覚えているので、「〇〇はどこにしまったんだっけ？」というふうになるのですが、認知症の人の場合は、片づけたこと自体を忘れてしまうので、「〇〇がなくなった！」→「誰かに盗まれたのでは？」となってしまいます。中期以降の認知症の人にみられる「物盗られ妄想」はこうして始まることがほとんどです。

対応のコツ

　物忘れが軽度であれば、カレンダーに予定をメモする・日記をつける・メモ帳を持ち歩いてまめにメモを取るといった習慣をつけてもらうことが有効な場合があります。ただし、メモ帳をなくしたり、「カレンダーに予定を書いて」と指示されたことすら忘れてしまうようだとこの方法は期待できません。同じことを何度も聞かれても、ていねいに答えてあげる・大事なことは何度でも説明するといった対応でトラブルを防ぎ、患者さんを不安にさせないようにすることが大切です。

原則 ② 出来事を忘れても感情は残る

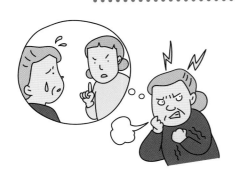

　認知症の人は、具体的な出来事を忘れても、そのときに感じた感情は覚えています。

　例えば、台所で火を消し忘れて怒られたとすると、火を消し忘れたことは忘れて、「怒られて気分が悪かった」という感情だけ残ってしまいます。こういったことが積み重なると、「あの人はいつも怒ってばかりで意地悪な人だ」と思われてしまい、人間関係がどんどんギスギスしてしまいます。

対応のコツ

　感情が残るというのは、逆に考えると「いい感情」も残るということです。認知症の人と接するときには、明るくやさしい口調で、ポジティブな対応を心がけるようにすると、認知症の人は「やさしくていい人だ」と思ってくれます。強く当たると、強く返してくるのも認知症の人の特徴ですので、叱ったり、強い口調で注意しても、いいことはほとんどないことを知っておきましょう。

原則 3 　認知症の症状は身近な人に強く出る

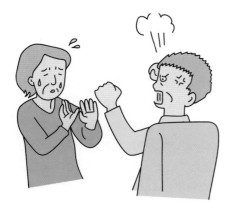

　残念なことに、認知症の症状はいつも身近にいて、自分をフォローしてくれる人に一番強く出てしまう傾向があります。これには2つの理由があります。

　1つめの理由は、誰でも家族に対しては自分の本当の気持ちをぶつけやすいように、自分の一番信頼している人に自分のイライラした気持ちや悲しい気持ちをぶつけてしまうということです。

　また、認知症の患者さんには、自分の能力低下に何となく気づいていても、それをはっきり認めたくないという気持ちがあります。身近で自分のことをよく知っている人＝自分のダメなところをよく知っている人ということになるので、「この人は自分を馬鹿にしているに違いない」と感じてしまい、それが悔しくて強い態度に出てしまうというのが2つめの理由です。

対応のコツ

　基本的には、原則2の対応と同じです。相手が怒っていても、やさしく穏やかに対応しましょう。また、どうしても言うことを聞いてくれないときは、第三者（主治医、目上の人、孫など）に頼んで対応してもらうと、素直に言うことを聞いてくれることがあります。

原則 4 　こだわりが強くなる

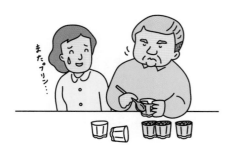

　認知症の人は、1つのことにこだわるとそれが頭から離れなくなる傾向があります。大原則でも触れましたが、認知症の人は、自分の能力の低下に何となく気づいていることが多いので、その不安を振り払うために「自分のできること」や「好きなこと」に執着してしまうことが原因の1つだと思われます。

対応のコツ

　家族としてはやめてもらいたいことなどもあると思いますが、説得しようとしてもますますこだわりが強くなることが多いので、危険がないならそのままにしておくのがいいと思います。たいていのこだわりは、半年から1年くらいすると自然に収まってくることが多いようです。

原則 **5** 体調によって症状が変化する

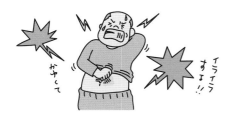

認知症の人は、身体の痛みやかゆみ、便秘や下痢、睡眠不足など体調が悪いところがあると、怒りっぽくなったり、逆に反応が悪くなったりと、認知症が急に進んだような状態になることがあります。

対応のコツ

認知症の人は、自分の体調の変化をうまく説明できないことが多いため、いつもと様子が違うと感じたら、「痛いところはないか」「排便は順調か」「熱はないか」など体調の変化を確認してみることも大切です。

COLUMN 認知症の患者さんと家族の関係

認知症の患者さんの家族にはいろいろなタイプがあります。患者さんが認知症だと認めない家族や、認めてはいてもまったく無関心で介護保険の申請すら協力してもらえないような場合は、患者さんの症状もどんどん悪化していく場合が多いです。ところが、なかには一生懸命対応しているのに患者さんとの関係が悪くなってしまう気の毒なケースもあります。

逆に、あまり熱心に対応していないようにみえるのに、患者さんとの関係が良好で家族全員が穏やかに生活できているケースもあります。こういった差は、なぜ出てくるのでしょうか？　認知症の患者さんが家族との関係を良好に保ち、穏やかに暮らすことができるようになるためには、以下の点が大事だと思っています。

❶認知症の患者さん本人と介護する人との関係

患者さんが認知症になる以前から良好な信頼関係ができていることが大切です。認知症の患者さんは、記憶は忘れても感情は残るので、「この人は信頼できる」と思っている人の言うことは聞いてくれることが多いです。家族が認知症の対応にあまり熱心でないのにうまくいっているケースはこのパターンが多いように感じます。普段から家族で仲良くしておくことが大切だと思います。

❷介護する人の性格

介護する人が、細かいことは気にしない、おおらかな性格だと患者さんとの関係がうまくいくことが多いです。逆に几帳面でプライドの高い人は、患者さんとトラブルになったときに真剣にやりあってしまい、関係が悪化してしまいがちです。思い当たる人は気をつけましょう。私の経験では、反射的に怒る前に6秒くらい待つといいみたいです。

❸適度に手を抜けること

生活全部が患者さんの介護になってしまうと、どんな人でもストレスがたまって、よい介護ができなくなります。デイサービスやショートステイなどを利用し、自分の時間を確保してリフレッシュすることが大事です。何かあったときに相談できる人も探しておきましょう。介護に全力を捧げない、適度に力を抜いて取り組んでいる人がうまくいっているように感じます。

大原則　認知症の人の視点に立って考える

　認知症の人と接するときは、**「認知症の人の視点に立つこと」**が何より大切です。認知症の患者さんは何もわからないわけではなく、自分の能力がだんだん低下していくことはある程度理解していて、そのことに対して強い不安をもっています。この不安に理解力の低下と周囲からの不適切な対応が加わると、自分の置かれた状況を誤解してさまざまな周辺行動が出てくるようになってしまいます。

認知症の認知機能障害と行動・心理症状、それに関連する周囲の状況や本人の心理状態

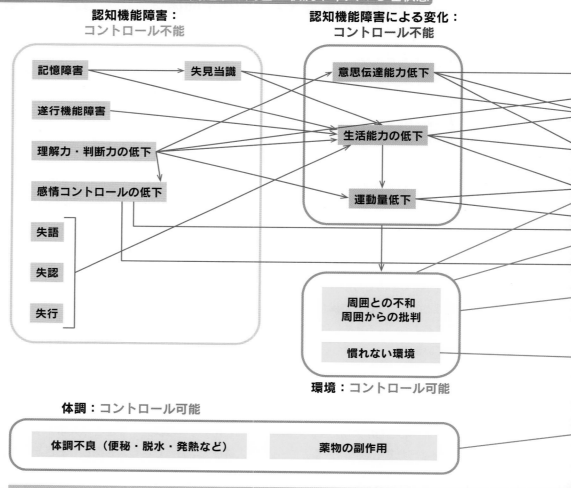

認知機能障害：
コントロール不能

認知機能障害による変化：
コントロール不能

- 記憶障害
- 失見当識
- 遂行機能障害
- 理解力・判断力の低下
- 感情コントロールの低下
- 失語
- 失認
- 失行

- 意思伝達能力低下
- 生活能力の低下
- 運動量低下

- 周囲との不和
  周囲からの批判
- 慣れない環境

環境：コントロール可能

体調：コントロール可能

- 体調不良（便秘・脱水・発熱など）
- 薬物の副作用

体調や環境をコントロールすることで、心理状態か

認知症の患者さんに接するときは、まず患者さんの不安を理解して、**どのように対応すれば患者さんが自信を取り戻し、安心して暮らせるようになるか**を考えると、よい対応ができるようになってきます。具体的には、**p.142〜144** のような対応が望ましいといわれています。

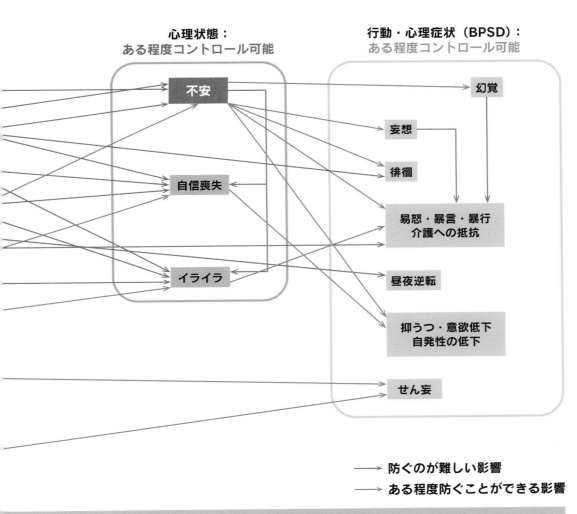

心理状態：
ある程度コントロール可能

行動・心理症状（BPSD）：
ある程度コントロール可能

不安

幻覚

妄想

徘徊

自信喪失

イライラ

易怒・暴言・暴行
介護への抵抗

昼夜逆転

抑うつ・意欲低下
自発性の低下

せん妄

⟶ 防ぐのが難しい影響

⟶ ある程度防ぐことができる影響

定して行動・心理症状が軽くなる可能性がある

原則 1 患者さんの意思を尊重する

●認知症の患者さんを「1人の人として受け入れて尊重する」姿勢をもつ。
●常に礼儀正しく対応する。
●会話が通じなくても、きちんと説明をする。
●何かするときは患者さんの希望を聞いて、できるだけ希望に沿った対応ができるようにする。

希望を聞く。

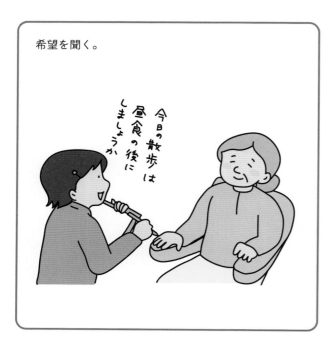

NG対応 患者さんの意思を無視する

NG
強制する。

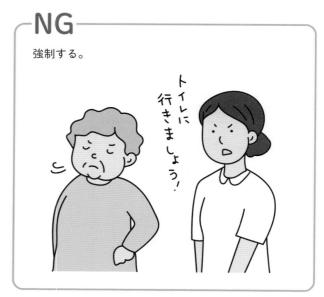

NG
急がせる。

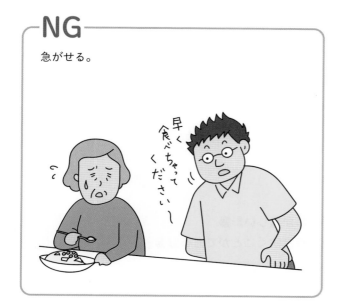

NG
行動を制限する。

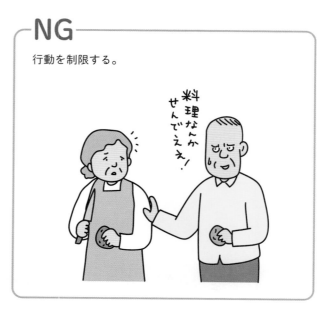

原則 ② 患者さんが自信を取り戻せるような工夫をする

できないことを責めるのではなく、できることをほめる。ほめるところがなければ「あなたがいてくれて嬉しい」と声に出して唱え続けると介護者の気持ちが楽になるという意見もある（1回叱ったら3回ほめるくらい、感謝する・認めるほめ方をする）。

些細なことでも何か役割を担当してもらって（花の世話など）、「助かりました」と感謝する。

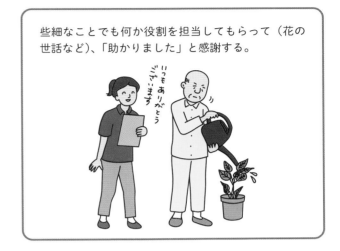

失敗しないように支援する。

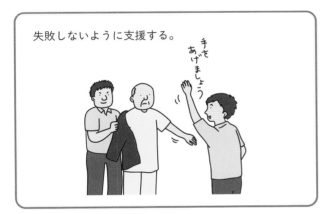

NG対応 患者さんの自信を失わせる

NG

子供扱いする。

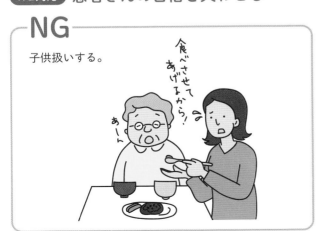

NG

役割を取り上げる。

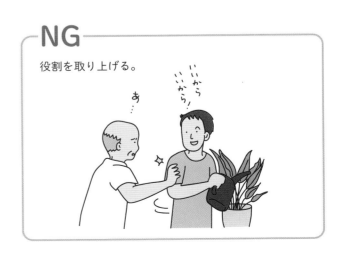

原則 **3** 患者さんが安心して過ごせるような工夫をする

本人の希望やペース、習慣を大切にする（認知症の人の生きている世界を大切にして、なるべく現実とのギャップを感じさせないように工夫する）。

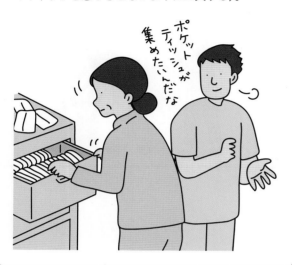

なるべくポジティブな会話や声かけをする（笑顔を忘れずに）。

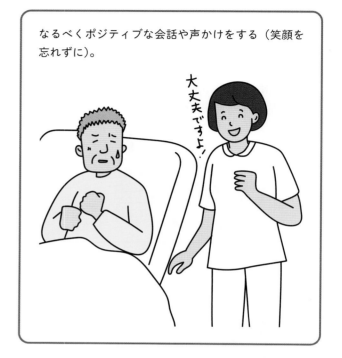

NG対応 患者さんを不安にさせる

NG

叱りつける。
頭ごなしに怒鳴る。

患者さんを尊重するという点では、最近流行りの**パーソン・センタード・ケア**や**ユマニチュード**も同様の視点に立った介護技法です。コラムで簡単に紹介しますので、興味がある人は参考にしてください。

患者さんを尊重する介護技法❶ パーソン・センタード・ケア

パーソン・センタード・ケアは、イギリスのトム・キットウッド氏によって提唱された認知症ケアで、認知症の患者さんを、1人の"人"として尊重し、その人に最も適したケアを行うことを目的にしています。

パーソン・センタード・ケアでは、認知症の患者さんの行動や気分に影響を与える、脳の障害、身体の健康状態、生活歴、性格、社会心理という5つの要素をふまえてケアプランを立てていきます。

パーソン・センタード・ケアの5つの要素

❶脳の障害

認知症の原因になっている病気と、それによってどのような症状が引き起こされるかを知っておくことが大切です。

❷身体の健康状態

いま治療している疾患だけでなく、例えば、会話が不自由であるとか、痛みやかゆみ、排泄の問題、睡眠障害など、患者さんが苦痛に感じていることも含みます。

❸生活歴

家族構成、元気なときの職業、暮らしていた地域、好きなこと、苦手なこと、過去の思い出など、患者さん個人の体験です。同じことでも、生活歴が違う人ではまったく感じ方が違うので、患者さんの生活歴をよく知っておくのは大切です。

❹性格

社交的か内向的か、人の世話になりたいかどうか、気が短いか長いか、まじめか無頓着かなどによって行動パターンが変わってきます。

❺社会心理

周囲の人との人間関係や周囲の環境です。

これらの5つの要素を把握して、患者さん1人1人の視点や立場に立ったケアプランを実践していきましょうというのが、パーソン・センタード・ケアの基本的な考え方です。患者さんの行動・心理症状（BPSD）についても、5つの要素を考えながら対応していくことで、画一的でないその患者さんに合ったケアができるようになります。実際に、パーソン・センタード・ケアを取り入れた施設では、患者さんの焦燥や攻撃性などのBPSDが減少したという報告も多く出ています。

患者さんを尊重する介護技法❷ ユマニチュード

ユマニチュードは、1979年にフランスのイヴ・ジネスト氏とロゼット・マレスコッティ氏の2人が考案したケア技法で、患者さんを「1人の大切な人間」と認めて接することでBPSDを減らし、ケアを受ける人、ケアをする人どちらもが穏やかな介護生活を過ごせるようにすることをめざしています。

「みんながあなたを大切に思っている」という思いを、ケアされる人に理解できる形で伝えることがユマニチュードの基本的な考え方です。そのために「見る」「話す」「触れる」「立つ」というコミュニケーションの4つの柱を基本とし、150を超える技術が存在します。

ここでは、ポイントだけ簡単に紹介します。

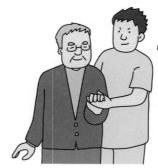

「あなたを大切に思っている」というメッセージを伝えるための基本技法です

ユマニチュードの4つの柱

❶見る

- ①正面から、②徐々に近寄って、③水平に目線を合わせて、④長く見つめます。
- 相手の視界の中心に入るのが コツ。うつむいているなら下からのぞくようにします。

❷話す

- ①低めの声でやさしく、②ポジティブな言葉（「協力してくれてありがとう」など）で話します。
- いつもの3倍話しかけるつもりで
- よい思い出を知っておくと会話に使えます。
- 相手の反応は3秒待ちます。
- 相手の反応がなければ、「これから左手を拭きますね」などと自分の動作を実況中継してみましょう。
- 横や後ろから話しかけないように気をつけましょう。

❸触れる

- ①ゆっくりと、②下から支えるように、③手のひら全体で、④しっかり触れます。
- 最初は上腕や背中などから触れましょう。
- 手首や足をつかむとネガティブなメッセージになるので注意しましょう。

❹立つ

- 40秒立てるなら、1日合計20分立つことをめざしましょう。

ユマニチュードの本質は認知症の人に対する気遣いにあります。本来なら、それぞれの技法の意味をきちんと理解し、実践することが大切なのですが、とりあえず4つの柱を意識しながらケアの5つのステップを実践するだけでも認知症の患者さんとのコミュニケーションがとりやすくなることがあるので、最初は形から入ってもよいと思います。

ユマニチュードの研究・教育を行う「日本ユマニチュード学会」は、介護・医療関係者から介護をする家族、一般の人を対象に講演や研修、ケア実践などを行っています。実際にユマニチュードを導入した施設からは、清拭・入浴時の手間が軽減したり、BPSDが少なくなったという報告も出ていますので、本格的にユマニチュードを学びたい人は調べてみてください。

ケアの5つのステップ

❶出会いの準備
- ①ノックで来訪を告げて反応を3秒待つ、②2度繰り返して反応がなければ、近づいて椅子やベッドをノックします。

❷ケアの準備
- ①正面から近づいて、②目が合ったら2秒以内にあいさつ、③会いに来たと告げ、④ケアの提案をします。

❸知覚の連結
- ①常に「見る」「話す」「触れる」のうちの少なくとも2つを行いつつ、②ケアを行います。
- 記憶が30秒くらいしかもたない人も多いので、何かするときは直前に1つずつ伝えるようにします。

❹感情の固定
- 「気持ちよかったですね」「きれいになりましたね」「楽しかったです」などの会話を通じて、ポジティブな感情が残るようにします。

❺再会の約束
- 次回の約束をカレンダーなどに書いておきます。
- ①「また来ますね」など声をかけて、②次の約束をカレンダーなどに書いてから、③そばを離れます。

p.146〜147の表は、日本ユマニチュード学会ホームページ「ユマニチュードとは」をもとに作成
https://jhuma.org/humanitude/（2020.5.20. アクセス）

ここからは、看護・介護の場面で想定される、さまざまなトラブルに対する対処法を紹介していきます。認知症の人の反応は似ているようで、1人1人でまったく違います。できるだけ多くの対処法を紹介していますが、**ここに紹介する方法だけですべてが解決するわけではありません。** みなさんのまわりの患者さんに合うようにカスタマイズして使ってみてください。

認知機能低下による症状（認知機能障害）

パズルや計算などだけではなく、例えば、「散歩しながら計算をする」「歌いながら家事をする」のように、身体を動かしながら頭を使うことも脳のトレーニングになります。**患者さんが楽しめるものを選んで行うことが大切で、強制すると逆効果になります。**

基本的には認知機能の低下が原因になっていますので、易怒性が強くなければコリンエステラーゼ阻害薬などの薬を開始したり、すでに処方されている場合は増量してみるのもよいでしょう。

基本姿勢はもうおわかりですね。患者さんに安心してもらい、自信をもってもらうことです。

認知機能
障害

① 曜日や月日がわからない

患者さんが、日時に関する情報に触れやすくしておくことが、日時の失見当識の予防につながります。

基本的な対応

●冷蔵庫など、患者さんがよく使う場所にホワイトボードをつけてその日の予定などを書いておく（本人が覚えたつもりで消してしまうことがあるので注意）。

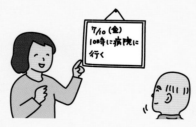

●メモリーブック（コメントつきアルバム）を作って、ときどきそれを見ながら話をする。

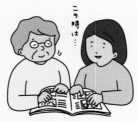

② 何度も同じことを聞く

認知症では、ごく最近の記憶から失われる（症状の原則 ①）ため、同じことを何度も尋ねます。出来事を忘れても感情は残る（症状の原則 ②）ので、**イライラして感情的に対応しないように気をつけなければなりません。**

基本的な対応

● 知ることで安心するので、聞かれたら何度でも答える。

あまりにも聞く回数が多い場合

● 同じことを５回以上聞かれるとストレスになるので、やんわり指摘する。

日時や予定を何度も聞かれる場合

● デジタル電波時計を、予定を書き込んだカレンダーやお薬カレンダーと一緒に本人がよくいる場所に置く。

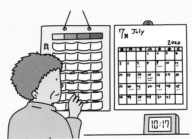

● メモ（「いつ・どこで・だれが・なにを・なぜ・どのように」がわかるように書く）を作り、聞かれるたびに見せる。

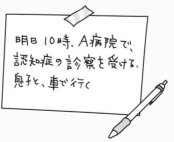

明日 10時、A病院で、
認知症の診察を受ける。
息子と、車で行く

なお、裏ワザとしてごく最近の記憶から失われる（症状の原則 ①）ことを利用して、話をそらして忘れさせるというやり方で乗り切れる場合もあります。

認知機能
障害

③ 食事を何度も要求する

　ごく最近の記憶から失われる（症状の原則 ①）ので、「さっき食べたでしょ」と言っても通じないことが多いです。ここでこの要求を退けてしまうと、認知症の患者さんには、出来事を忘れても感情は残る（症状の原則 ②）、認知症の症状は身近な人に強く出る（症状の原則 ③）という特徴があるため、介護者との関係が悪化してしまうので注意が必要です。

基本的な対応
- 糖尿病などでなければ、ある程度好きなように食べさせる。

要求の回数が多い場合
- 「今作っていますからね」と言って小さなお菓子やお茶を出す。

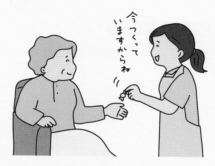

- カロリーの低いゼリーのようなものをテーブルに常備する。
- 食事をしたことが印象に残りやすいよう工夫する。
  - 食事の主菜を少なめにして品数を増やす
  - 食事内容を印象づけるため、食べながら食事の内容について会話をする
  - 食べ終わった食器をしばらく下げないでそのままにしておく

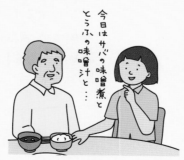

4 言いたいことがわからない

話が理解できないからといって**話を聞かないと、患者さんは不安になり、自信を失います。**

【 基本的な対応 】

●笑顔で、話を聞く姿勢を見せる。

●イエス・ノーで答えられる質問をしてみる。

●こんなことが言いたいのかもしれないと考えて話しかけてみる。

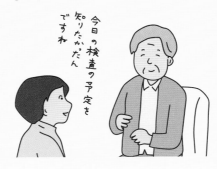

5 着替えがうまくできない

　認知症で前頭葉の機能低下が進むと遂行機能障害がみられるようになり、身のまわりのことがだんだんできなくなってきます。できないからといってすべて介護者がやってしまうと、患者さんが自信をなくしてしまうので、**なるべく本人ができるように工夫しましょう。**

【 基本的な対応 】

●最初に着る物が一番上にくるように服をたたんで、目にとまる場所に置いておく。

●着脱しやすい服を用意する（特にボタンは苦手な人が多い）。

●着替えを手伝うときは同性が行う。

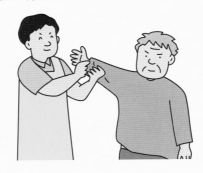

　上記の方法を試しつつ、易怒性が強くなければコリンエステラーゼ阻害薬を開始したり、すでに処方されている場合は増量してみるのもよい。

認知機能障害 6 トイレ以外の場所で排尿する

　トイレ以外の場所で排尿する場合は、失禁とは違いトイレの場所がわからないことが原因になる場合があります。まずはトイレの場所をわかりやすく示しておくことが大切です。

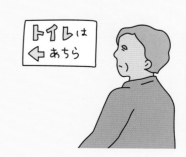

基本的な対応

- ●トイレの貼り紙や案内をつける。
- ●トイレのまわりの電気はつけておく。
- ●いつも決まった場所で排尿するなら、そこにポータブルトイレを置いておく。
- ●リビングなど、いつもいる場所にポータブルトイレを置いておく。

それでも違う場所で排尿してしまったら

- ●出来事を忘れても感情は残る（症状の原則 **2**）ので、叱ったりしないで淡々と処理する。

認知機能障害 7 トイレに失敗する

　手順がわからずに失敗するケースと、膀胱直腸障害が原因になっている場合があります。手順がわからなくなるのは、進行期の認知症でみられやすい症状です。膀胱直腸障害の場合は、まずは薬の副作用を除外しましょう。

　なお、**トイレに失敗したときには、出来事を忘れても感情は残る（症状の原則 2）ので、叱ったりしないで淡々と処理しましょう。**トイレの壁や床を掃除しやすいものに変えておくのがよいでしょう。

手順がわからない場合

- ●服装を着脱しやすい服（ゴム入りのズボンやジャージなど）にする。
- ●手順を説明した貼り紙をトイレに貼っておく。

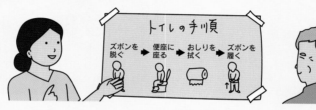

- ●1人でできないなら介助する。

●失禁パッド、失禁パンツ、ホルダーパンツ、排泄アウターなどを利用する。
●可能なら骨盤底筋トレーニング（便失禁にも有効）を行う。

膀胱直腸障害（尿意をあまり感じない）の場合

●排尿トレーニング（2〜4時間おきくらいにトイレに行きたくなっていないか確認し、排尿を促す）を行う。

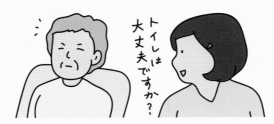

●排泄日記（水分補給と排尿・排便状況を記録したもの）をつけて、失禁が多い時間帯にトイレに行くようにする。
●寝る前には必ずトイレに行くようにする。

過活動膀胱の場合

●行きたくなったらすぐにトイレに行くのではなく、少しがまんしてから（30分以内）トイレに行くようにすると、徐々にトイレの回数が減り、失禁が少なくなることがある。

おむつを使う場合

●サイズや材質が本人に合ったものを選ぶ。おむつフィッターや排泄機能指導士が身近にいれば相談してみるとよい。また、メーカーによってはサンプルを送ってくれるところもある。
●こまめに交換する。排泄日記をつけておくと交換のタイミングも把握しやすい。
●おむつを外してしまう場合は、防止用のカバーやつなぎ型のパジャマを使う手もあるが、まずはおむつが本人に合っているかどうかを検討する。
●おむつを使用するようになった後も、排尿トレーニングや骨盤底筋トレーニングを続けていると、おむつを外すことができるようになることがある。

PART5 認知症の患者さんに対する接し方

便失禁の場合

- 便秘が原因になっていることがあるので、以下の方法で予防する。
  - 水分補給、運動、野菜や海藻類を多めに摂る
  - "の" の字マッサージをする
  - 禁忌がなければ酸化マグネシウムなどの下剤を使用する
- 便意を確認し排便を促す排便トレーニングや骨盤底筋トレーニングが有効な場合がある。

弄便の予防
（ろうべん）

- 排便の介助を行う。
- おむつを使用している場合は、排便のパターンを把握してこまめに交換する。
- 上記の方法で対応が難しい場合は、おむつに手を入れないように防止用のカバーやつなぎ型のパジャマを使用する。

もっと知りたい！ 骨盤底筋トレーニング

　骨盤底を支える筋肉を収縮させて鍛える骨盤底筋トレーニングは、尿・便失禁の予防に効果が期待できます。毎日繰り返せば、2〜3週間で効果が現れてくるといわれています。

方法の一例

❶ 仰向けで足を肩幅に開き、両膝を軽く曲げて立てて、身体をリラックスさせる

❷ その姿勢のまま、1分間に12〜14秒の割合で、肛門・膣をおなかのほうに引き上げるように締める

❸ 12〜14秒したら力を抜いてリラックスする（最初は5秒くらいから始めてもOK）

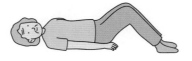
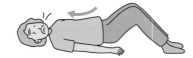
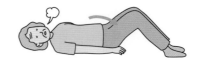

このサイクルを1分間に1回の割合で10回（10分間）繰り返します。

ポイント

- ゆっくりと
- おなかに力を入れず、骨盤底だけを締めるように意識して
- 1回10分、毎日欠かさずトレーニングしましょう

行動・心理症状（BPSD）

　それまでみられなかった行動・心理症状（BPSD）が急に現れた場合は、まず患者さんに体調の変化がないかを確認しましょう。認知症の患者さんは、そのときの体調によって症状が変化します（症状の原則 5）。発熱や脱水、便秘、身体の痛み、薬剤の副作用などが原因になることが多いので、これらの要因の有無を確認し、該当するものがあれば対応します。

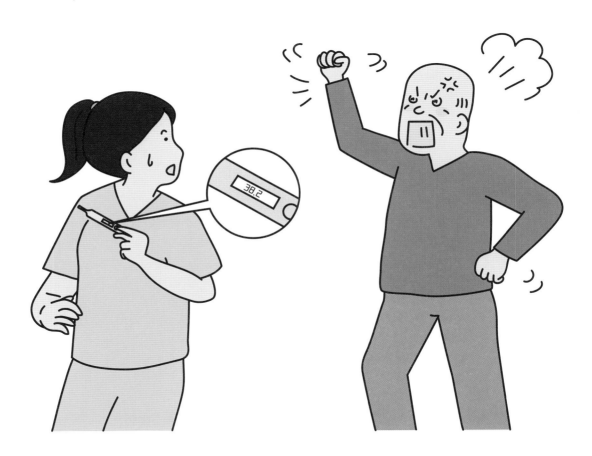

BPSD ❶ 怒りっぽくなった

　認知症で周囲の状況を正確に理解できなくなると、イライラすることが多くなります。加えて、加齢とともに前頭葉機能は低下し、感情のコントロールも難しくなるため、怒りっぽくなる患者さんも多くなります。

　これに応戦してしまうと、出来事を忘れても感情は残る（症状の原則 ❷）ので、ますます介護者との関係が悪くなってしまいます。理不尽な怒りをぶつけられて腹が立つことも多いと思いますが、ここはがまんのしどころです。

　逆に**患者さんに「怒っているときに親切に対応された」という体験が増えてくると、介護者に対するよい感情が蓄積し、結果的によい関係を再構築できることが少なからずあります。**

　[基本的な対応]

●怒りに共感して、ゆっくり話を聞く姿勢を見せる。

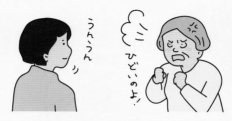

●高齢者では耳が聞こえにくかったり、話をうまく理解できていなかったりすることがあるので、低い声でゆっくり正面から話す、単語ごとに区切って話すなど話し方を工夫する。

●ごく最近の記憶から失われてしまう特徴（症状の原則 ❶）を利用して、しばらくその場を離れて患者さんを1人にしてみる。10〜15分くらい間をおいてから対応すると冷静になっていることも多い（患者さんを1人にするときは周囲に危険なものがないように配慮する）。

上記の方法で効果がなく対応が困難な場合は、[薬物療法]を検討

　「かかりつけ医のための BPSD に対応する向精神薬使用のガイドライン（第2版）」に従って、興奮が強くなければコリンエステラーゼ阻害薬開始。すでに使用しているか興奮が強いなら、メマリー®・バルプロ酸・抑肝散の使用を検討する。それでも症状のコントロールが難しければ、グラマリール®・セロクエル®・リスパダール®・ジプレキサ®・ウインタミン®などの使用を検討する（専門医との連携を推奨）。

認知症に対する薬物療法では、症状を完全に消すのではなく、生活に問題がないレベルまで下げることを目標にしましょう。欲張ると過鎮静などの副作用が出やすくなります。

認知症の患者さんが怒っているときは、相手の行動の意味がわからなかったり、自分の思いが伝わらないのでイライラしていることが多いため、怒ったきっかけを探していきましょう。

基本的な対応

● 冷静に、笑顔で、穏やかに、怒っている理由を尋ねる。「～しないでください」などの強い言い方は逆効果になることがあるので、怒りに共感して、ゆっくり話を聞く姿勢をみせることが大切。

興奮しすぎて話もできない場合

● しばらくその場を離れる（p.156「怒りっぽくなった」の解説を参照）。
● 身近な人に強く出る認知症の特徴（症状の原則 ③）を利用し、第三者（主治医、目上の人、孫など）が対応するのもよい。
● 興奮して物を投げたりするようなら、壊れると困るものや危険物は片づけておく。

上記の方法で効果がなく対応が困難な場合は、 薬物療法 を検討

強い陽性症状なので、**コリンエステラーゼ阻害薬を飲んでいるようなら、まずは減量・中止。**症状に改善がなければメマリー®・バルプロ酸・抑肝散の使用を検討する。それでも症状のコントロールが難しければ、グラマリール®・セロクエル®・リスパダール®・ジプレキサ®・ウインタミン®などの使用を検討する（専門医との連携を推奨）。

BPSD ③ 突然大声を出して騒ぐ

騒ぐ理由があることが多いので、何をしてほしいのかを考えて対応しましょう。

基本的な対応

● 冷静に、笑顔で、穏やかに騒いでいる理由を尋ねて対応する。

理由がよくわからない場合

● 騒いでいる理由が、その日に起こったことだけでない場合もあるので、環境の変化や感情を害するエピソードなど思い当たることがあれば、それを話してみる。原因がわかればそれに対処する。

● 発熱・痛み・排便状況などの体調の変化がないか確認し、問題があれば対応する。

● 認知症の患者さんは、周囲の環境の影響を受けやすいので、患者さんの生活の場の音や光、空調などを調整し刺激の少ない環境にする。

上記の方法で解決しない場合は、薬物療法を検討

「かかりつけ医のための BPSD に対応する向精神薬使用のガイドライン（第2版）」に従って、興奮が強くなければコリンエステラーゼ阻害薬開始。すでに使用しているか興奮が強いなら、メマリー®・バルプロ酸・抑肝散の使用を検討する。それでも症状のコントロールが難しければ、グラマリール®・セロクエル®・リスパダール®・ジプレキサ®・ウインタミン®などの使用を検討する（専門医との連携を推奨）。

性的な言動

数か月で治まることが多いようです。出来事を忘れても感情は残る（症状の原則 ❷）ので、あまり嫌悪感をあらわにしないように気をつけましょう。

基本的な対応

- 触ってきたら手を握ってやんわりたしなめる。
- 担当を別のスタッフに替える（被害者が女性ならスタッフを男性に替える）。

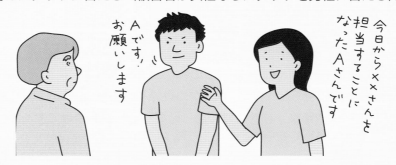

- 第三者から注意してもらう（現行犯でないととぼけられたり実際に忘れてしまう場合があるので注意）。

上記の方法で改善しない場合は、 薬物療法 を検討

> グラマリール®やリスパダール®などの抗精神病薬が有効な場合があるが、症状を完全に抑えるのは難しい。抗精神病薬を使用する場合は専門医と連携する。

BPSD ⑤ # 何も言わずに外出する

　記憶が混乱していて現状が認識できないために出てくる症状なので、患者さんを不安にさせないようにペースを合わせながら、次のような対応をしてみましょう。いずれも、ごく最近の記憶から失われてしまう（症状の原則 ❶）ことを利用した方法です。

「家に帰る」と言う場合

- 「夕食を用意しているので食べていってください」などと言って気をそらしてみる。
- 出ていこうとしたところに声をかけてお茶に誘い、その後簡単な用を頼む。
- 「お送りしましょう」と言って、一緒に出かけて頃合いを見計らって帰ってくる。

「会社に行く」と言う場合

- 上記の方法に加えて、「今日は日曜ですよ」など、ストライキや臨時休業など実際あったエピソードで行かなくていい理由を話してみる。

それでも勝手に出て行ってしまう場合

- 徘徊防止センサーを玄関に設置する。
- 服や靴に布製ネームプレート（名前・住所・電話番号・旧住所も入れる）をつける。
- お守りと説明して鈴をつける。
- GPS 内蔵の徘徊探知機を利用する（GPS 付きの携帯電話は携帯を忘れるのであまり役に立たないため、GPS 付きの靴がお勧め）。
- 自治体の徘徊 SOS ネットワークに登録する。
- 近所の人や警察、行きつけの店（必要ならお金を預けておく）に話しておいて、見かけたら連絡してもらう。

上記の方法で効果がなく対応が困難な場合は、 薬物療法 を検討

> 「かかりつけ医のための BPSD に対応する向精神薬使用のガイドライン（第2版）」に従って、興奮が強くなければコリンエステラーゼ阻害薬開始。すでに使用しているか興奮が強いなら、メマリー®・バルプロ酸・抑肝散の使用を検討する。それでも症状のコントロールが難しければ、グラマリール®・セロクエル®・リスパダール®・ジプレキサ®・ウインタミン®などの使用を検討する（専門医との連携を推奨）。

それでもいなくなってしまったら、早めに警察に連絡しましょう。

BPSD ⑥ 待てない

　待ち時間の感覚は加齢とともに長くなり、70歳では10分待つと20分くらいに感じられるといわれています。**「放置しているわけではない」ことを態度で示すことが大切です。**

基本的な対応

- なるべく待たせないようにする。
- いつごろまで待つことになるか、例えば「5分間」とか「14時まで」などと具体的に知らせておく。
- 待ち時間が延びそうなときは、そのつど知らせる。

　睡眠・覚醒のリズムを整えることから始めましょう。まずは、日中しっかり起こしておくことです。

　　基本的な対応

●日中に運動をさせる（散歩やラジオ体操、寝たきりなら頭を上げてテレビを見せる）。

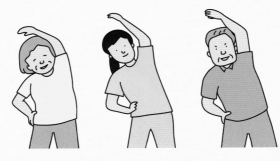

●日中は室内を明るくしておく（8000 ルクス以上）。
●日光浴をする。
●デイサービスやショートステイを利用する。
●寝る前にぬるめのお風呂に入ってもらう。

　これらの方法は睡眠・覚醒のリズムを整えるのに有効です。また、夜間の頻尿や身体のかゆみがあったり、薬の副作用で眠れなくなっている場合もありますので、患者さんの体調や飲んでいる薬を見直してみてください。**不安が強くて眠れないこともあります**ので、よく話を聞くことも大切です。

それでも眠れない場合は、　薬物療法　**として睡眠導入薬を使用**

　ロゼレム®から開始する。1～2週間で無効ならベルソムラ®、アモバン®、ルネスタ®、レンドルミン®などの使用を検討する。抗うつ薬のテトラミド®やリフレックス®、レスリン®などが夜間の不穏に効くこともあるので、禁忌や副作用に注意して使用してみてもよい。いずれの薬剤も睡眠・覚醒リズムが整ったら早めに減量・中止する。

BPSD ⑧ 「財布を盗った」と疑う

物盗られ妄想は、アルツハイマー型認知症の初期〜中期の50%にみられる非常にポピュラーな行動・心理症状です。認知症の患者さんは、出来事を忘れても感情は残る（症状の原則 ②）ので、疑われても怒らないことが大事です。

基本的な対応

●笑顔で、穏やかに、「それは困りましたねぇ…」などと共感を示しつつ一緒に探す。

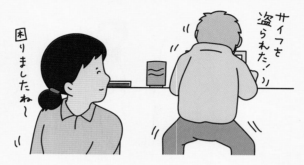

●先に見つけてしまうと疑われるので、さりげなく本人が見つけられるように誘導する。

●なくしたものが見つかったら、本人の勘違いでも「見つかってよかったですね」と寄り添う言葉をかけると、いい感情が残りやすくなる。

●いつも同じ人が対応すると、患者さんがその人を疑うことがあるので、たまには他の人に一緒に探してもらうのもよい。

探し物が見つからない場合

●「後でまた探しましょう」と言って必要なぶんだけお金を渡し、その場を収める。

●「集金の人が来たのでお金を借りました」と言ってお金を渡す（勝手に借りたことになるので悪い感情が残りやすく、できれば使いたくない方法）。

●冷静に、笑顔で、穏やかに「自分は盗っていない」ことを伝える。そのとき、「疑われて悲しい」という気持ちも伝える。

認知症の患者さんは、自分が片づけたことを忘れているため、否定してもけんかになるだけなので「否定はしない」という対応が原則ですが、「否定しない＝盗ったのを認めた」と思われる可能性があるのも事実です。そのようなことが重なると、お互いの関係が険悪なものになってしまうので、頻繁に疑われるなら、穏やかな態度で、はっきりと否定してよいと思います。

患者さんが納得しないで怒っている場合

●身近な人に強く出る認知症の特徴（症状の原則 ❸）を利用し、事情を知る第三者に患者さんの話を聞いてもらう。

●そのときは、患者さんに同意しないようにお願いしておく。話を聞いてもらっているうちに、「自分の思い違いかも…」と考え直してくれることがある。

いつも物をなくしているようなら、物盗られ妄想のきっかけになる可能性があるので、早めに予防策を考えましょう。

頻繁に物を探している場合

●認知症が進む前から大事な物は置き場所を決めておく。

●患者さんの物を片づけるときは、しっかりアイコンタクトをとって一緒に片づける。

●なくして困る物にはキーファインダーをつける。

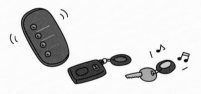

上記の方法でうまくいかない場合は、 薬物療法 を検討

「かかりつけ医のための BPSD に対応する向精神薬使用のガイドライン（第2版）」に従って、興奮が強くなければコリンエステラーゼ阻害薬開始（**少量のリバスタッチ®パッチが有効なことがある**）。すでに使用しているか興奮が強いなら、メマリー®・バルプロ酸・抑肝散の使用を検討する。それでも症状のコントロールが難しければ、グラマリール®・セロクエル®・リスパダール®・ジプレキサ®・ウインタミン®などの使用を検討する（専門医との連携を推奨）。

BPSD ⑨ 嫉妬妄想

　患者さんは、認知機能の低下を気にして自信をなくしているので、パートナーが自分から離れていってしまうのではないかと心配していることが多いです。なので、まずは**パートナーがしっかり患者さんに愛情を示すことが大切**です。

基本的な対応

- パートナーが患者さんをほめる。
- パートナーと一緒にいる時間を増やす。
- 一緒に家事をする、外出する。

患者が女性の場合

- 看護師やヘルパーに嫉妬する場合が多いので、ヘルパーを男性にする。
- 看護師やヘルパーが患者さんをたくさんほめて、患者さんと仲良くなる。
- 看護師やヘルパーが来ているときは、パートナーも同席する。

「浮気だ」と責めてくる場合

- 冷静に、笑顔で、穏やかに否定する（否定しないと、エスカレートしてしまう可能性が高い）。

上記の方法でうまくいかない場合は、 薬物療法 を検討

　効果は限定的だが、「かかりつけ医のための BPSD に対応する向精神薬使用のガイドライン（第2版）」に従って、興奮が強くなければコリンエステラーゼ阻害薬開始。すでに使用しているか興奮が強いなら、メマリー®・バルプロ酸・抑肝散の使用を検討する。それでも症状のコントロールが難しければ、グラマリール®・セロクエル®・リスパダール®・ジプレキサ®・ウインタミン®などの使用を検討する（専門医との連携を推奨）。

幻視がある

「幻覚ですよ」と説明すると、納得してくれる人もわりといるので（特にレビー小体型認知症の人に多い印象）、はじめはそのように説明してみてもよいでしょう。ただし、本人には本当に見えているので、納得しない場合は強く否定するとより不安になってしまいます。

基本的な対応

- ●ごく最近の記憶から失われる（症状の原則 ❶）という特徴を利用して、まず話を合わせてから話題を変える。
- ●否定すると納得してくれる場合もある。

幻視のため部屋に入りたがらない場合

- ●部屋を見に行って探すふりをして、「もういないから大丈夫」と声をかける。

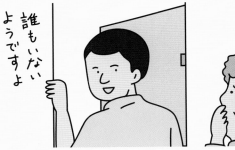

幻視でなく、「壁の模様が顔に見える」などの錯視の場合

- ●原因になっている物を片づけたり、カバーをかけて目に入らないようにする。

上記の方法でうまくいかない場合は、 薬物療法 を検討

「かかりつけ医のための BPSD に対応する向精神薬使用のガイドライン（第2版）」に従って、興奮が強くなければコリンエステラーゼ阻害薬開始（**少量のリバスタッチ®パッチが有効なことがある**）。すでに使用しているか興奮が強いなら、メマリー®・バルプロ酸・抑肝散の使用を検討する。それでも症状のコントロールが難しければ、グラマリール®・セロクエル®・リスパダール®・ジプレキサ®・ウインタミン®などの使用を検討する（専門医との連携を推奨）。

BPSD **11** 食べ物でないものを食べる（異食）

対応が難しい症状です。**この症状が出るのは認知症がかなり進んでからなので、説明しても理解してもらえることは少ないです。** なので、まずは以下のような予防策を検討しましょう。

基本的な対応

● 危険なもの（薬・タバコ・漂白剤など）は目の届かないところに置くか鍵のかかる場所に置く。

● 拾って口に入れられるものがないように、きちんと片づけておく。

● 実際に口に入れているところを見てしまったときには、他の食べ物を渡して口から出してもらう。

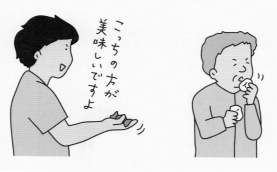

※効果は限定的

頻回に起こるようであれば、 薬物療法 **を検討**

> 効果は限定的だが、「かかりつけ医のための BPSD に対応する向精神薬使用のガイドライン（第 2 版）」に従って、興奮が強くなければコリンエステラーゼ阻害薬開始。すでに使用しているか興奮が強いなら、メマリー®・バルプロ酸・抑肝散の使用を検討する。それでも症状のコントロールが難しければ、グラマリール®・セロクエル®・リスパダール®・ジプレキサ®・ウインタミン®などの使用を検討する（専門医との連携を推奨）。

12 ## 同じものばかり食べる

認知症の人のなかには、こだわりが強くなる（症状の原則 **4**）人がいます。これは不安をまぎらわせるために出る症状だという見方があるので、**患者さんの意思を尊重しましょう。**

基本的な対応

●糖尿病があったり極端に栄養バランスが悪くなければ、そのままにしておく。

●いろいろなものを食べる必要があれば、ワンプレートにしてみる。

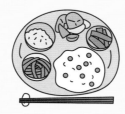

●おかずを食べないときはごはんに乗せてみる。

●「〜もおいしいですよ」などと勧めてみる。

無理じいはしないことが大切です。

13 # 服を着替えない

患者さんの意思を尊重するのが基本なので、そのままにしていてもよいのですが、**同じ服ばかり着ているのには理由があることがあります。**

基本的な対応

●かゆかったり、着にくかったりするのが原因のこともあるので、素材は綿をベースに着心地がよく、着脱しやすい服を勧めてみる。

皮膚にかゆみがある場合

●1日2回、朝と湯上りにかゆいところにワセリンを塗る。

●かいたときに皮膚を傷つけないように爪は短く切っておく。

●皮膚のバリアを壊さないようにナイロンタオルの使用を控える。

着替えがどこにあるかわからない場合

●着替えを入れたたんすなどに「シャツ」「パンツ」などラベルを貼っておく。

- 多少汚れているくらいならそのままにしておく。

汚れがひどかったり、におったりする場合

- 入浴の際に着替えを置いておく。
- 同じ服を何着か買って入浴中などにすり替える。
- 外出や来客を機に着替えを促す。

BPSD **14** # 食欲低下・食事を拒否する

自然経過なのか病的（感染症・嚥下障害・薬の副作用など）なのかを判断することが大切です。

食べられない原因がある場合

- 発熱や腹痛、吐き気など明らかな体調の変化がある場合は医師の診察を受け、適切な治療をする。
- 嚥下・咀嚼が問題なら、流動食・ソフト食・抗パーキンソン病薬・脳循環改善薬などを試す。また、嚥下訓練をする。

身体に異常がない場合

- 好物を出す。
- ワンプレートにしてみる。
- 食器と食事の色遣いを工夫する。
- 箸や食器を使いやすいものにする。

上記の方法でうまくいかない場合は、 **薬物療法** （食欲増進作用のある薬剤の使用）を検討

> ドグマチール®（30日以内）・シンメトレル®などの使用を検討する。

BPSD ⑮ 薬を飲まない

まずは、**認知症が進行して薬の飲み方がわからなくなったのか、嚥下障害があるのか、それとも単に拒薬なのかを判断し、**それに応じて対策を考えます。

> **飲み方がわからなくなってしまった場合**
> ●服薬カレンダーや整理ケース、薬局での１包化（有料）を利用する。

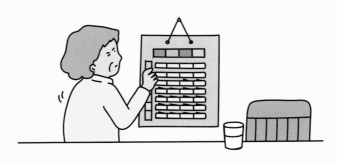

> **嚥下障害が原因の場合**
> ●薬の剤形を変える。剤形が大きくて飲みにくいならピルカッター（インターネット通販などで購入可能）などでカットする。
> ●服薬ゼリーを使う。
> ●嚥下機能の改善作用のある薬剤を使用する。

> **拒薬の場合**
> ●身近な人に強く出るのが認知症の特徴（症状の原則 ❸）を利用して、第三者（主治医、目上の人、孫など）から勧めてもらう。

上記の方法でもダメなら、剤形を細粒や液剤にして、食べ物や飲み物に混ぜて飲ませてみる。

BPSD ⑯ 入浴を嫌がる

認知症が進んでくると、入浴のように手順の多い作業は１人でじょうずにできなくなってくるため、面倒に感じるようになってきます。そのことをまず頭に入れて対応しましょう。

> **基本的な対応**
> ●機嫌がいいときに、「さっぱりしますよ」などとポジティブな声かけをして勧めてみる。

それでも嫌がる場合

● 第三者（主治医、目上の人、孫など）から勧めてもらう。
● 部屋での足湯などから誘導してみる。

入浴の手順がうまくできない場合

● 人の手が多く、入浴を手伝えるときに勧めてみる。
● 着脱しやすい服にして、自分で服の着脱をしてもらう。

裸を見られるのが嫌な場合

● 下着をつけたままでも OK にする。

上記の方法でもダメなら、しばらくそのままにしておくという手もある。

BPSD 17 車の運転をやめない

基本的な対応

● 「高齢者の事故が増えてきているので、もうそろそろ運転をやめましょう」と説得する。運転が下手になったエピソードがあれば、それをきっかけにやめるように説得する。
● 仕事を辞めたことをきっかけに、「もう使わなくなったから車を処分しましょう」と言って説得する。

前頭側頭型認知症の場合

● 共感が弱いため、基本的な対応は効果がない可能性がある。
● 身近な人に強く出るの特徴（症状の原則 3）を利用して、患者さんが信用している人から言ってもらう。
● 主治医から言ってもらう（忘れてしまうので、書面に残しておいてもらう）。
● 「更新制度が変わった」と目上の人から言ってもらう。

上記の方法でもダメなら、家族が代わりに運転したり助手席に乗ったりして、事故にならないように気をつける。

最近では高齢者の自動車事故が社会問題になりつつあります。不幸な事故を例に出すのは少々気が引けますが、一番効果があると思います。

入院中に起こりやすい問題

❶ 認知症の患者さんが入院する場合

　認知症の患者さんは、ごく最近の記憶から失われる（症状の原則 **1**）ため、新しい環境にすぐに適応することができません。また、病気になって体調が悪くなると、せん妄や行動障害が起こりやすくなります（症状の原則 **5**）。**認知症の患者さんが入院する場合には、困った症状が出ることを前提に早いうちから対策を立てていくことが大切です。** 認知症の患者さんでも安心して治療を受けられるように、以下のような工夫をしましょう。

基本的な対応

- コミュニケーションの工夫をする（笑顔でゆっくり話すようにする、説明はていねいに、アイコンタクトがとれてから話しかける、身体に触れるときは声をかけてから触れる、こまめに声かけをして顔を覚えてもらう、できるだけ同じスタッフが対応する）。
- 患者さんと仲良くなるために、患者さんの好きなことや嫌いなことに関する情報を家族から集めておく。
- 患者さんの病気のことや治療方針、入院期間などをわかりやすくまとめたプリントを準備して、あらかじめ患者さんに読んでおいてもらう。
- 治療方針や今後の予定については、何度もていねいに説明する。
- 病棟での生活をできるだけ入院前の生活に近づける（照明・温度・寝具を工夫する、家で使いなれていたものを持ってきて使ってもらう）
- 患者さんにやさしい環境をつくる（トイレや電話の場所をわかりやすく表示しておく、家で使っていた時計やカレンダーを使ってもらう、家族や趣味の写真を飾っておく、幻視の原因になりそうなものを片づけておく）

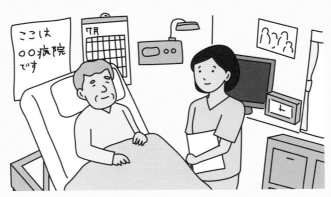

- 入院時に現れる行動障害の多くは一過性であることなどを家族に説明し、緊急事態に備えて身体拘束の承諾をとっておく。

② 入院中の困った症状への対応

易怒、徘徊、幻覚、妄想、拒否などの行動障害への対応については、**p.156〜173** を参考にしてください。

点滴を抜いてしまう

- 検査データなどを示して点滴の必要性を説明する。
- 点滴を固定しているテープの部分に点滴していることがわかるようにメモをつける。
- 違和感が少なくなるようにかぶれにくいテープで固定する。

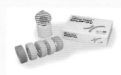

かぶれにくい固定用テープの例
カブレステープU™
（写真提供：株式会社共和）

- 点滴ラインは引っかからないように長めのものを使用する。
- 下肢など見えにくいところに点滴ラインをとる。
- 寝たきりの人なら、点滴台を見えにくいところに置いたり、天井からリボンや飾りを下げて気をそらす。

上記の方法で効果がなく中止が難しい場合は、薬物による鎮静や身体拘束を考慮する。

バルーンカテーテルを抜いてしまう

- できるだけ早期に抜去するのが原則。
- バルーンカテーテルの必要性を説明する。
- 違和感の少ない14Fr 以下のバルーンカテーテルに変更し、男性の場合は上向きに固定する。

女性の場合

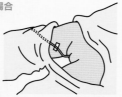

足側に
テープで固定

男性の場合

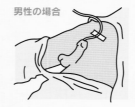

陰茎を頭側に引き上げるようにし、
ゆとりをもたせてテープで固定

- チューブをズボンの裾から出すようにする。

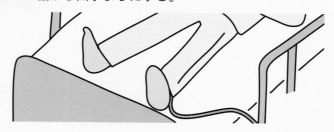

上記の方法で効果がなく中止が難しい場合は、薬物による鎮静や身体拘束を考慮する。

● SpO$_2$ などを示して酸素マスクの必要性を説明する。

● 違和感の少ない経鼻カニューレに変更する（SpO$_2$ が保てないときは高流量ネブライザー付き装置を顔の近くに置く）。

● 挿管チューブや気管カニューレを外してしまう場合は、薬物による鎮静や身体拘束が必要なときもある。

経鼻胃管を抜いてしまう

● できるだけ早期に中止するのが原則。

●「栄養がついて元気になりますよ」などと経管栄養の必要性を説明する。

● 慣れるまでは、まめに声かけをしたり、リハビリテーションなどのスケジュールを入れて胃管に注意が向かわないように工夫する。

● 違和感が少なくなるように 10 ～ 8Fr の経鼻胃管を使用する。

● 患者さんが胃管に触れないように固定の仕方を工夫する（胃管を後ろに回すなど）。

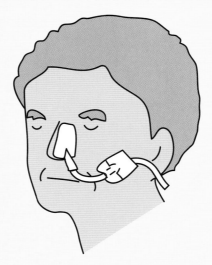

● 胃瘻の場合はボタン式にして腹巻や下着で隠す。

上記の方法で効果がなく中止が難しい場合は、薬物による鎮静や身体拘束を考慮する。

処置を拒否する

- 不安を取り除くために、検査データや図、使用する道具などを見せて処置の必要性ややり方をていねいに説明する。

- 見通しがつくように処置の実況中継をしながら、「少し痛いですよ」とか「あと○○して終わりですよ」などと声かけをする。

- 処置の合間や終わった後にマッサージなど気持ちのいいことを入れる。

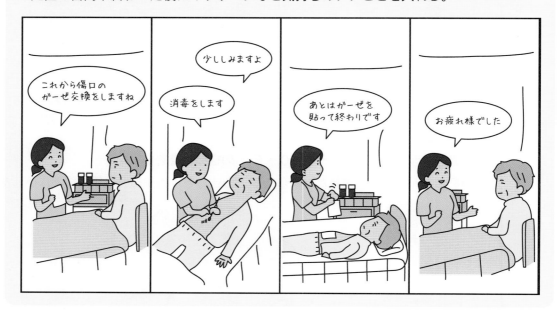

「退院する」と言って暴れる

- 患者さんの不安に共感を示してやさしく話を聞いてから、治療方針を説明して「もう少しここにいて治療を受けましょう」と説明する。治療方針、入院期間などをわかりやすくまとめたプリントがあれば、それを示して説明する。

- 身近な人に強く出るのが認知症の特徴（症状の原則 ③）なので、上司や主治医から入院の必要性を説明してもらう。

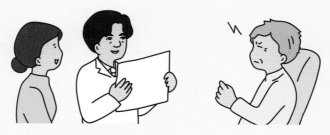

上記の方法で効果がなく退院が難しい場合は、薬物による鎮静や身体拘束を考慮する。

転倒を繰り返す

- 照明は明るくして夜も足元を照らす。
- 床に物を置かないようにする。
- つまずかないように先端が上がった履物を履く。
- ヒッププロテクターを使う。

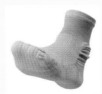

転倒予防靴下の例
どんどんウォーク®
（写真提供：株式会社コーポレーションパールスター）

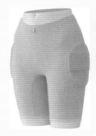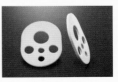

ヒッププロテクターの例
カネカヒッププロテクター
（写真提供：株式会社カネカ）

自宅とは環境が異なるため、転倒の危険も大きくなります。転倒の原因になる要素をできるだけ減らして、さらに転倒したときのダメージが小さくなるような工夫をしましょう。
また、**認知症の原因になる疾患のなかには歩行障害が出やすいものがあります。**レビー小体型認知症、血管性認知症などでは薬物療法を検討します。

あわせて知りたい！ 歩行障害の治療

　歩行障害を起こしやすい代表的な認知症は、レビー小体型認知症と血管性認知症ですが、治療法が少し異なります。

1. レビー小体型認知症の場合

　レビー小体型認知症はパーキンソン病の親戚なので、抗パーキンソン病薬がある程度有効です。抗パーキンソン病薬には多くの種類の薬剤がありますが、ベースに認知症があり、幻覚・妄想などの精神症状や薬剤過敏性が出やすいレビー小体型認知症に、数種類の抗パーキンソン病薬を併用すると、精神症状が悪化する場合がありますので注意が必要です。ドパコール®やマドパー®などのL-DOPA製剤を少量から開始して少しずつ増量していくのが安全です。

　また、認知機能障害に使用するコリンエステラーゼ阻害薬や、行動・心理症状に使用する抗精神病薬や抗うつ薬は、いずれもパーキンソン病に似た歩行障害の副作用があるので、これらを使用した後に歩行障害が出現したり悪化したりした場合は、減量を検討する必要があります。

　レビー小体型認知症では、歩行障害をよくしようとすると認知機能障害や行動・心理症状が悪化する可能性があり、認知機能障害や行動・心理症状をよくしようとすると歩行障害が悪化する可能性があるため、薬剤調節が非常に難しくなるケースが多くみられます。薬剤調整は専門医に依頼するのが望ましいでしょう。

2. 血管性認知症の場合

　抗血小板薬のプレタール®や、サアミオン®などの脳循環改善薬、抗パーキンソン病薬がある程度効果がある場合がありますが、個人差が大きい印象です。レビー小体型認知症に比べると薬の副作用は出にくいので、いくつか試してみるのがよいと思います。

文献
1）内田陽子編著：一般病棟の認知症患者「こんなときどうする？」．照林社，東京，2017．

PART5 認知症の患者さんに対する接し方

太字は、特に詳しく解説しているページです。

認知症の患者さんに使用する主な薬剤

本書に登場する主な薬剤をまとめました。赤字は一般名、黒字は商品名です。※薬剤の情報は2020年5月現在。

まるごと図解　認知症

キャラクター分類でよくわかる

2020 年 7 月 5 日　第 1 版第 1 刷発行	著　者　山口　博
2023 年 3 月 8 日　第 1 版第 4 刷発行	発行者　有賀　洋文
	発行所　株式会社 照林社
	〒112 − 0002
	東京都文京区小石川2丁目3 − 23
	電話　03 − 3815 − 4921（編集）
	03 − 5689 − 7377（営業）
	http://www.shorinsha.co.jp/
	印刷所　共同印刷株式会社

検印省略（定価はカバーに表示してあります）
ISBN978-4-7965-2491-9
©Hiroshi Yamaguchi/2020/Printed in Japan